U0003066

丹參的奇效

遠離心腦血管疾病的威脅

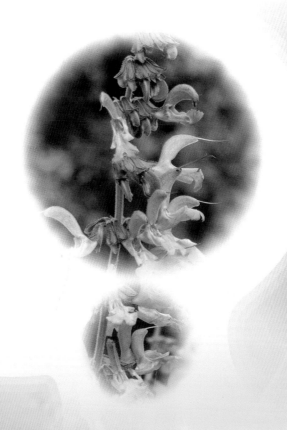

作 者／陳志明

丹 參 的 奇 效 • **目 錄**
CONTENTS

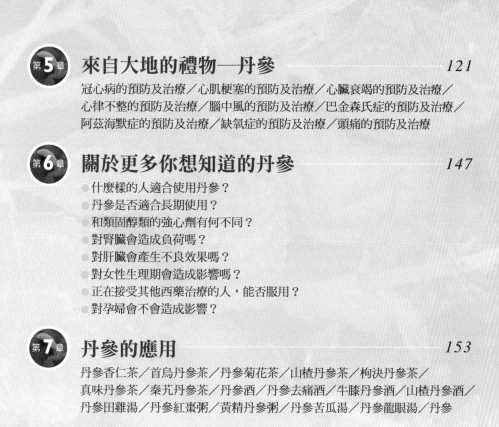

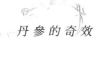

積累千年以上的臨床經驗

文／陳介甫博士（中國醫藥研究發展基金會董事長）

　　陳博士志明兄先後接受建築及生物科技的專業訓練，難怪在這本介紹有關丹參的研究成果時，能圖文並茂的，以一般國民能接受及瞭解的方式表達出來。

　　挑選丹參為研究對象，是很大膽的決定，因為丹參是被研究最廣泛的中藥之一，要有特殊的成果被發現，也相對困難。如丹參對心、腦血管系統（包括血脂、血管硬化、血小板），耐缺氧、抗氧化、抗發炎、抗過敏、保肝、中樞神經系統、呼吸系統、改善腎功能的益處，也早有詳盡的報導。而志明兄能發現丹參中的化學成分Magnesium Lithospermate B（MLB），也就是丹參酚酸B鎂鹽，對最重要的細胞膜上的滲透酶（Permease）：鈉／鉀離子幫浦酶（Sodium Pump, Na^+/K^+ATPase）的抑制作用，及抗氧化作用，而引申MLB的不同生理、生化及藥理作用，以在醫學院教過毛地黃的強心作用，研究過不同滲透酶的我，讀了志明兄有關這方面的說明，不得不佩服他對這方面的瞭解及解說方法。

　　去年七月，美國加州聖地牙哥腦中風醫藥中心的Yu Cheng 博士在中國大陸報導，過去二十多年，至少有264個急性缺血性腦中風治療的臨床試驗，幾乎全部失敗。雖然這些試驗的基礎，臨床前的離體及活體

研究都讓研究者對它們的臨床應用充滿希望。而失敗的原因是人的大腦複雜性遠大於其他動物，病人和實驗動物的健康程度相距甚遠，所以西方篩選藥物的方式，所選出的化學物，不足以符所望。而開發丹參，是積數百年甚至超過千年以上的臨床經驗，會優於西藥研發的方式。香港也從中醫藥臨床有療效的中醫或方劑，由數個大學合作開發處理腦中風的藥物，這就是志明兄所說中醫藥或中國人研發中醫藥的優勢。

丹參含有MLB以外的很多化學成分，其中以對丹參酮（Tanshinone）藥理作用的研究最多，所以很多中藥或方劑，其療效經常是不同藥效成分作用的結果。所以除了單離中藥藥效成分，研發中藥的另一條路，是證明在好的品質管制條件下，一種中藥或方劑，以單離的藥效成分毒性更低、療效更好、開發成本更少。欣喜在中醫藥科學化的路上，有志明兄這樣優秀的同道加入。

大地賜予人類最好的禮物

文／陳啟祥博士（經濟部生物技術與醫藥工業發展推動小組主任）

幾千年來，中國傳統中藥的發展及應用，與中醫望聞問切的辨證理論息息相關，密切不可分離。但是，近來推動中藥產業現代化與科學化的發展，尤其是對中草藥（植物）新藥的開發過程，極容易落入西方現代醫學發展單一化學成分藥物，強調藥物安全、藥理作用機制與功效的迷思！

在南港生技育成中心主持人夏尚樸博士的引介下，能夠有機會與陳志明博士相識，進而拜讀其新書《丹參的奇效──遠離心腦血管疾病的威脅》。收到此書後，興奮且迫不及待地從頭到尾仔細讀完一遍，期間並重複思索書中所提出的一些問題與論點。

本書內容共有八章，其中主要包括介紹中草藥「丹參」在傳統中醫典籍上的特徵、論述記載、主要化學組成分──丹參酚酸B鎂鹽、現代醫藥學藥理作用機制，及在心腦血管細胞作用新機制的研究，與未來在心血管疾病、老人失憶症（阿茲海默症）等預防及治療上的可能運用。作者的文字相當簡潔與流暢，相關資料蒐集亦十分完整與豐富，內容翔實且深入淺出，因此甚具閱讀性與參考價值。

作者等人所組成的研發團隊，經過審慎深入的分析與評估後，決定選定目前中國大陸研究範圍最廣、深度最深的最重要中草藥之一「丹參」，作為產品研發的對象，並且在得到經濟部SBIR計畫研發經費補助後，進行缺血性腦中風用保健食品的開發。

在研究過程中，最重要的發現是確認丹參的主要化學組成分——丹參酚酸 B 鎂鹽能夠抑制鈉／鉀離子幫浦酶的活性。雖然丹參酚酸 B 鎂鹽與強心劑固醇配醣體藥物，對鈉／鉀離子幫浦酶具有相同的作用機制，但卻具有特殊的水溶性與極易分解的抗氧化劑特性。由於能夠正確地解析丹參酚酸 B 鎂鹽的作用機制，因此，成功地開發運用丹參在治療腦中風與保護腦神經細胞的保健食品，未來更將以丹參為材料，進行植物新藥開發。

誠如作者在本書結尾所述，未來如能透過新的生物技術、科學儀器與設備，將可以從傳統中草藥材的寶庫中，發現更多具有商業價值的新醫藥品，並有效滿足人類在醫學上的需求，包括延緩老化與預防疾病的發生等。深信將來「丹參」植物新藥的順利成功開發，不僅對台灣在中藥新藥現代化帶來突破性市場商機，也可以為中草藥新藥產業國際化，帶來新的競爭利基！

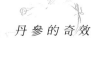

中藥研究領域的重要發現

文／楊世平博士（三軍總醫院心臟內科主任）

　　認識陳志明博士時，大約是在九年前的紐西蘭華人聚會中，一開始只知道他是一位從台灣退休的開業建築師。本以為他應該是位六十幾歲的「中年老頭」，誰知那時的他竟是位只有35歲的小伙子，更令我訝異的是，他在35歲這般年紀，轉入另一個全新旅程，到紐西蘭從大一開始攻讀「基因工程學系」！對於這樣一個勇於嘗試的人，他，引起了我的注意。

　　在全心投注下，七年後他拿到了分子生物學的博士學位，也順利的在當地最大的研究單位 (AgResearch) 從事生物科技研究工作。本以為人生應該就這樣發展下去，誰知道這位「不安於室」的仁兄，又萬里迢迢地移民回到台灣，並在中興大學裡研發起某種藥草來了！說實話，暫時拋開本書的主題，陳博士精采豐富的人生以及處事的執著，確實令我欽羨不已。

　　在接觸過無數心血管疾病的臨床經驗中，常常感嘆，如果病患能早在十幾年前就注意並做好預防保健的動作，諸如飲食的調整（多菜少肉），病發因子的遠離（菸、酒），以及身心的調整（體重、運動及壓力）等等，可能一半以上的病患朋友，我們就不會認識了。只可惜大多數人在匆忙繁雜的環境下，似乎很難兼顧並持續預防，而現今心血管類的藥物絕大多數是在病發後，經過醫師診斷甚至手術後，才能夠使用，因此如何養成平日保健，確實也是個棘手的問題。

傳統的中藥裡，確實有幾項對心血管疾病具有幫助又較無副作用的藥方。只可惜它們的化合物太複雜，作用機轉不明確，不能為西醫藥體系所採用。有幸的是，近年來拜生物科技的進步，中藥的科學研究也有了長足的進步，只是能夠找出有效單一成分者，就已經相當了不起，而能確定相應細胞受體者，更是鳳毛麟角，更遑論能知道作用機轉的案例了。

　　當得知陳博士和他們的研究團隊，已找到丹參的單一成分，更得到該藥草的作用機轉時，除了為陳博士多年努力的成果高興外，更對陳博士在中藥研究領域的突破發現，將能對心血管及腦神經疾病防治有一番貢獻，由衷敬佩。雖然，距離成為真正的新藥應用可能還有一段漫長的路要走，但是，這樣的努力方向及成就，絕對是我們醫界所應支持及鼓勵的！

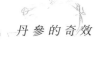

丹參，終結了我內心的仇恨

文／陳志明

記得2000年在南半球的某一個下午，一通電話鈴聲之後，才深深體驗出真正生離死別的哀痛——父親因為心肌梗塞突然的離我而去了！從那時候開始，「心肌梗塞」這個像仇人般的陰影，一直烙印在我心裡，揮也揮不去！

我在35歲那年移民到紐西蘭，放下建築師頭銜，從大學一年級開始攻讀「基因工程學系」，幾年之後，我原本的建築師頭銜被生化博士的抬頭取代，並在一家有3,000多位員工（包含1,500位以上專業博士），專注於研究一項植物的生物科技公司，擔任小螺絲釘的研究員角色。

在一個偶然的工作交流機會，我回到台灣認識中興大學生物科技研究所的曾志正教授（我們的研究團隊領導顧問）。有意思的是，他是一位國際知名的分子生物專家（油體基因及蛋白領域），每次我們討論時，他總是有著令人意想不到的全新研究概念。私底下他對中藥似乎情有獨鍾，由於他有心血管方面的毛病，在巨大工作壓力下，常使用丹參來做日常保健。這引發我強烈的興趣，心裡對心肌梗塞的仇恨影子又再度浮現起來！經過深入的搜尋探究之後才發現，原來「丹參」一直是從古至今對付心腦血管疾病最重要的藥材，也是台灣傳統中藥單味使用量第一的藥材，更是大陸心腦血管臨床上最重要也最常使用的藥劑。

另外，它在國際上的相關研究竟然只遜於人參，更令人驚訝的是，在大陸對它研究了六十多年之後，竟代表著現代中國第一個推上國際舞台，向美國申請植物新藥的第一項複方中藥！

這些訊息及研究事實讓我思緒動盪許久，丹參，似乎是解決我的仇恨夢魘的一項利器及機會。幾番掙扎後，最後抱著像武俠小說般「為父報仇」的夢幻心態，毅然地在幾個月內再度「移民」回到台灣，專注於丹參的研究。更利用「站在巨人肩上向上跳」的策略，只做最重要而還未發現的部分——有效物、受體及作用機轉，畢竟這才是有機會和國際生技醫藥巨人競合的核心武器。

就像大多數的故事一樣，經過不斷嘗試錯誤的實驗後，終於「不小心」地發現了丹參的秘密！原來它可以「輕輕地」將我們體內某些器官（心、腦、血管）細胞膜上的鈉／鉀離子幫浦酶作些抑制，進而達到增強心力、調節腦波、抵抗血栓、保護神經等作用機制。這些發現可以直接的解釋並連結幾千篇文獻研究結果的來龍去脈，也成了我能夠完成這本書的最根本支持。

在本書裡，我嘗試用最淺顯的文字及圖說概念，來解釋生物醫學下

的微觀世界，誠如書內將丹參的有效物當成白馬王子，而鈉／鉀離子幫浦酶則猶如白雪公主一般，在不同時空環境下，天雷地火般的小說故事。也盼望讀者能在瞭解分子生物學之餘，也能對中草藥的認知超越局限在「古人說」的神秘考古學框框裡，或者神農嘗百草般的經驗法則中。也可以讓西方醫藥主流不再排斥中藥，也讓咱們祖宗留下來的中藥資產跳脫僅僅規格化的現狀，而能達到「講理」的科學化境界。

本書的出版得謝謝許多人的幫助。在技術上，首先得感謝中興大學生物科技研究所曾志正教授及陳怡菁、靳子蓉博士等研究夥伴的精采發現，以及國際貝倫斯堡生物科技公司（NZ）董事Dr. William Su 的大力支持。另外更謝謝中國醫藥研究發展基金會董事長陳介甫教授、經濟部生物技術與醫藥工業發展推動小組主任陳啟祥博士、三軍總醫院心臟內科主任楊世平博士等人，在百忙中寫序推薦。還有南港生技育成中心主任夏尚樸博士、推動小組柯麗娜經理、中興大學創新育成中心陳麗紅小姐等人熱心的幫忙。

最後，謹以此書紀念先父陳文雄先生，並衷心期盼心腦血管的病患及其家屬能因本書而有些獲益！

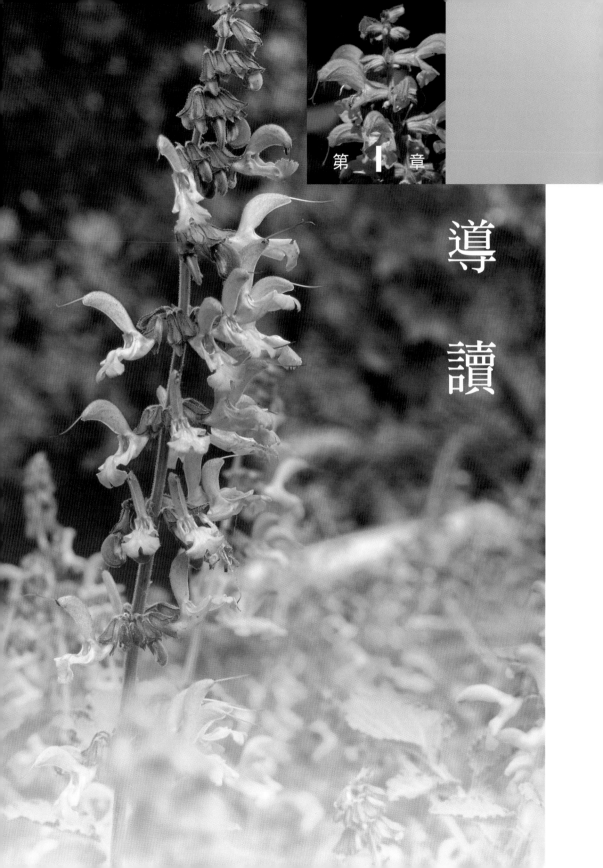

第 1 章

導

讀

是全世界第一個能將中藥以最科學化的研究方式，對身體組織及細胞作用機制清楚闡明的重大發現。

當然，要將丹參拿來作為第一個解開作用之謎的中藥物種，它的分量一定得相當的不凡。事實上，丹參是近年來我國中藥裡使用量第一名的單味中草藥，也是全世界除了人參以外，研究數量最多的一種中草藥。而在全世界使用中藥草最多的國家——中國裡，它更是臨床上使用數量最多的一種中藥。另外，它更代表著現代中國第一個向美國FDA申請植物新藥的中藥品種。

我寫這本書的基本動機，來自於我不喜歡傳統中醫藥，並且是在我接受最新生物科技訓練之後才發生的。不喜歡的理由並非它的氣味、使用方式或功效，而是無法接受在這麼先進的時代裡，還在沿用幾千年前流傳下來的醫療方法和思維。更沒有辦法接受琳琅滿目的中醫藥書刊中所宣稱「教條式」配方及可能療效。因為這些無法解釋清楚的術語（如氣、血、虛、寒等等），以及沒有經過測試的秘方，都是由前人靠著使用經驗的累積、記載而流傳下來的。畢竟在當時沒有先進儀器設備、醫學知識和製藥科技的環境下，這是最文明的一種救人治療方式。

但如果現在我們還拿三、四千年前某人或某書說的如何如何的話，這樣的傳統中醫藥學就應該屬於「考古學」的一門，而非濟世救人的現代醫學範圍了！

所以，我以最新的分子生物學、分子醫學的觀點來探討一種新的中藥科學。以「丹參」為例子，將我們在作用機制上的發現，轉而解釋它為何能和心肌梗塞、腦中風甚至頭痛的發生等病症的治療或預防有著密切的關聯。希望透過這樣新科學般的模式，來檢視這些教條般的中醫藥系統，並讓讀者能夠瞭解，什麼是新的科學中藥，以及為何需要走上這樣的趨勢。

為了求科學證據的真實，書中所提的相關資訊內容或文章研究，都會放在www.jasonlife.com.tw 這個網站內，希望有興趣的讀者們可以做更深入的探討。

我將從有關丹參這個植物的傳說開始切入，再從它的植物發展形態及特徵來描述這個植物，也會從植物生理學的角度來闡明，它為了適應環境等因素所形成不同化學成分的理由。

讀者將會瞭解，我們如何從幾十種的丹參化合物中挑選出丹參酚酸B鎂鹽（MLB）的理由，以及為何在經過六十多年裡，成千上萬的科學家努力研究之後，我們還能脫穎而出的真正原因。

大家都知道心腦血管疾病的可怕，你也可能有頭痛、經痛或經期不規律的困擾，事實上這些病症都和我們身體細胞上的一種蛋白酶有著密切關聯！更甚者，人類要想活得長久一點，也可能要和這個蛋白酶打交道。它就是本書的女主角──鈉／鉀離子幫浦酶（$Na^+/K^+ATPase$）。

這本書所要告訴讀者的，就是這位女主角和男主角「丹參」在各種不同心腦血管相關疾病中所發生的故事，以及延伸到其他疾病的應用。

丹參，在東方各國中除了有很長的歷史使用記載之外，還有著七十多年的臨床應用及生化研究文獻。只是在我們的研究之前，還不確定到底是丹參裡的那一項化合物，才是真正的有效物及為何有效的理由；相反地，鈉／鉀離子幫浦酶在西方醫學裡已被透徹研究過，甚至在1997年三位研究者丹麥科學家斯寇（Jens C. Skon）、英國科學家瓦克（John E. Walker）及美國科學家波亦爾（Paul D. Boyer）還因此得到諾貝爾化學獎，可見它在人體內的重要性。只不過現今對它的應用仍局限在與強心劑之間的關係。而當我們發現丹參中的酚酸B鎂鹽（MLB）與鈉／鉀離子幫浦酶這兩者間的關係後，在心臟、血管、中樞神經等系統相關疾病

的應用上，竟有了更安全而有效的答案！

鈉／鉀離子幫浦酶就像是冷氣機或冰箱裡的壓縮機幫浦一樣，從事著離子交換以讓它們進出細胞的功能。我們將會認識這個鈉／鉀離子幫浦酶在心肌細胞所產生的動作，以及如何讓心臟像引擎般的動力運作。

接著我會帶領讀者進入像隧道般的血管內，看看自由基在血管中所造成的破壞而演變成動脈粥狀硬化的悲慘結果，還有自由基對腦神經細胞損傷的過程，也終將導致一些腦部病變發生的結局。而透過丹參MLB，讀者可經由它的生物合成以及分解方式很快明白，它為何具有如此強大而多重的捕捉自由基之抗氧化功能了！

丹參MLB與鈉／鉀離子幫浦酶的結合，可以保護心肌細胞，免受自由基的直接攻擊，而且在發生心肌梗塞時，還能夠用特有的能量ATP來抵抗外禦，並且用快速的方法來打通血管，適時地解除危機。最後還能以特殊的方式強化心肌細胞，使身體強壯，外敵不侵！

丹參是一種對心腦血管系統相當好的藥草，更重要的是，它的最主要化合物丹參酚酸Ｂ鎂鹽（MLB），更是能以最新的生物科學方式來解釋並印證幾種生命重要系統的防治機制。讀者將會看見我們如何從零開始，研發出第一個完整中藥作用機制的努力過程、思維模式以及未來目標。

筆者也將大膽的對中藥邁向全新世界的模式，提出淺顯的看法。包括從歷史的角度去思考20年後的未來趨勢，以及從不同觀點來看待現有所謂科學中藥將面臨的問題，以及突破困境的方式。

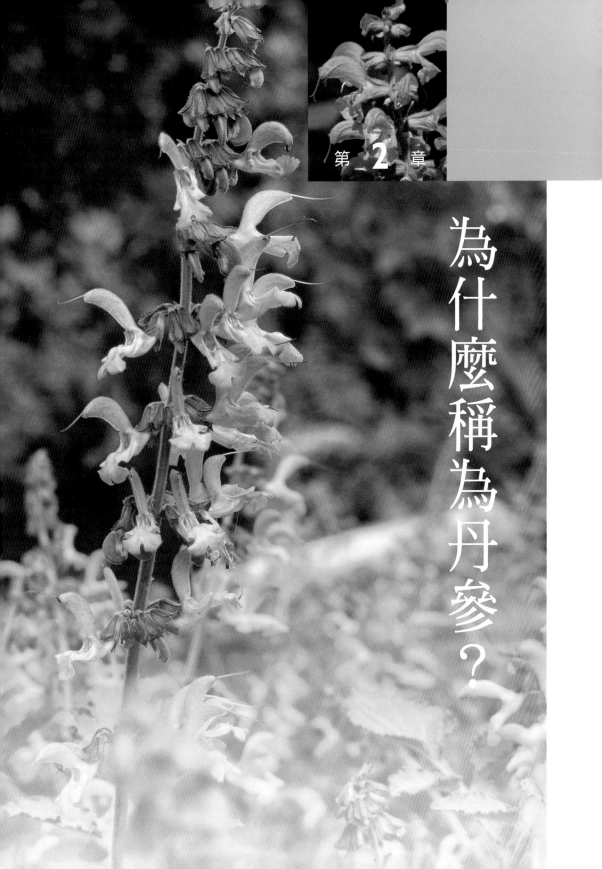

為什麼稱為丹參？

相傳在很久以前，東海岸邊有個漁村，村裡住著許多漁民和一個漁霸。有一天漁霸的老婆患了重病，請了很多醫生，花了不計其數的錢財，都沒有治好。

正一籌莫展時，有人說東海中有個無名島，島上生長著一種開著紫花的紅根草藥，一定能治漁霸老婆的病。漁霸心中燃起一絲希望，但因為人稱無名島為「鬼門關」，暗礁林立，而且海上風猛浪大，水流湍急，不僅船難靠岸，人就更難上岸了。漁霸左思右想，絞盡腦汁，突然眼前一亮，他想起了一個名叫阿明的青年。

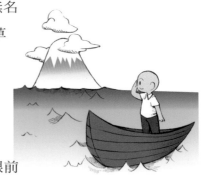

阿明從小就沒有父親，是在風浪中長大的，自幼練就一身好水性，人稱「小蛟龍」。漁霸便派人把阿明叫來，逼他去採藥。阿明說：「我媽媽也病了，醫生說是心腹疼痛，我得在家伺候她。」漁霸一聽，火冒三丈，責令阿明：「我限你五天內把無名島上的藥採回來。你要是不去，以後就別想出海打魚，餓死你們娘倆。」

阿明聽了非常氣憤，但敢怒不敢言。轉念一想，媽媽也在生病，正等著藥吃，與其跟他頑抗到底，不如將計就計，順便也給媽媽採點兒藥。便對漁霸說：「去採藥可以，但你要找人伺候我媽媽，還要給我準備好船隻、乾糧和盤纏。」漁霸聽了滿口答應，立即按照阿明的要求去做了。

阿明第二天就駕船出海了，憑著高超的水性和勇敢的精神，繞過了一個個暗礁，衝過了一個個浪頭，穿過了一個個激流險灘，終於闖過鬼門關，登上無名島。他急忙上岸，四處尋找那開著紫花，根是紅色的藥

草。找到後迅速連根挖出來，一會兒就弄了一大捆，並把藥草藏在船倉裡。臨走時，阿明沒忘記拔了些其他的野草，用來應付漁霸。

阿明終於按規定的時間返回漁村。船剛靠岸，漁霸就派人把他採來的「野草」給搶走了，立即給老婆煎服。他老婆吃了不明的野藥後，沒幾天就命歸黃泉了。而阿明的媽媽吃了紫花、紅根的藥草後，很快就痊癒了。阿明把剩下的藥草分給同村的漁民們，防備以後還有人得到這種病。但他知道漁霸不會就此善罷甘休，就和母親悄悄地遠走他鄉。

人們都敬佩阿明不畏艱險、不懼強權，採藥救母的高尚情操，都說這種藥草凝結了阿明的一片丹心，就給它取名叫「丹心」。後來在流傳過程中，取其諧音就變成「丹參」了。

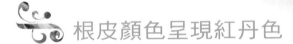

根皮顏色呈現紅丹色

不過，故事終歸故事，事實上很多植物的慣用命名上，大多取其特徵功能、外型、顏色或者發現者的人名或地方名，甚至植被或者出產的地方，尤其在傳統中藥草中更是如此。丹參也不例外，因為其乾燥的根形狀似人參，而且它的根皮顏色呈紅丹色，所以，自古以來大多稱它為丹參。

不過，就像許多有名的人一樣，除了本名之外，還得附加些字、號以及乳名、別名、筆名等。想當然耳，這個植物也被稱為紫丹參、紅根、赤根、紅丹參、大紅袍參、血參、血參根、血山根、郤蟬草、逐馬、奔馬草等。被稱為紫丹參是因為它的花色為鮮紫色，不過開紫色花的植物非常多，但同時能有血紅色的根部，在所有中藥裡大概就只有這麼一種。因此，紅根、赤參，甚至大紅炮參也就因不同時空地理背景，而有不同的稱呼！

另外在傳統的中醫藥學裡，丹參功能都與「血」有關，加上它獨有的血紅色根部。於是血參、血參根、血山根的命名，也恰如其分的表達出該植物的藥性與特徵。至於郤蟬草、逐馬，以及奔馬草的有趣名字，大概和本書的重要發現有直接的關聯！

丹參的學名為（*Salvia miltiorrhiza* Bunge）為唇型花科（Labiatae）鼠尾草屬（Salvia）植物。在西方國家，鼠尾草這一大家族統稱為sage。 鼠尾草學名Salvia，是從拉丁文Salvare 演變來的，其意義是「to heal」（使恢復健康）或是「to save」（保護或解救）的意思。英文裡salvation（救助）及saviour（救世主）就是從這字根演變而來。因此得知，在西方國家已常用鼠尾草來作為醫療草藥及觀賞植物使用。

不過，丹參這種植物應該是中國本土所有，因為它的俗稱為「Chinese sage」或「rad sage root」。看來在丹參這植物的命名上，中西方觀點竟有異曲同工之妙，因為名稱裡頭已說明出該植物的用途和特徵。

生長的分布

同樣的植物能有這麼多樣的名稱，也透露了這種藥草，在生長的地理分布上可能極廣；也有可能是丹參適應能力夠強，能夠在不同環境下生存，或者是它的品種相當多。

事實上丹參在中國的分布相當廣泛，從北邊的遼寧、河北；向東臨山東、江蘇、浙江，往西至西藏、貴州、陝西、甘肅；南部達雲南、廣西；中間地區還包含了江西、湖北、河南、山西等省分都有出產。

只不過「南橘北枳」，不同省分出產的丹參藥材，所含的有效化合物成分組合及含量也有很大差異。這樣的差異性，在以前只能從使用者（如藥劑師、醫生及病患）的用藥反應，或生產者（如藥商、藥農）的經驗來判斷。

　　但現在可以透過分子生物技術做品種DNA片段篩選（如RAPD、PCR等技術），再經由高精密生物化學儀器判斷（如HPLC、LC-MS-MS等）後，可以很「科學」的告訴我們，這些不同產地的藥材差異點，為什麼好？理由為何？為什麼昂貴？價值在什麼地方？不過要瞭解他們的差異之前，先讓我們看看這個藥草在植物學上到底有何特別。

植物的特徵

　　丹參是一種多年生生長的草本植物。株高約30至70公分，花穗可高達120公分（圖1）。根部為肉質根，直徑約0.5至1.5公分。除了主根外，其餘支根大都從植物生長點（地上與地下交接點）分枝，根部外皮為血紅色，粗糙呈鱗狀組織。莖部斷面呈方形直伸至頂。葉片是奇數二回羽狀複葉，以對生（180度）的葉序方式成長，複葉內的小葉片為3至7片，呈卵圓形邊緣有鈍鋸齒狀。花序呈輪傘狀分布，花梗由頂部或腋側生出。花色呈藍紫色，花朵外型狀似蘭花，為唇形花科。授粉後結成灰黑色的橢圓型小堅果，種子包覆其中，借由風擺動花梗後散開播種。

　　由地理分布得知，丹參較適應於氣候溫暖溼潤及陽光充足的環境。基本上在年平均溫17.5℃，平均相對溼度77％的條件下為最佳生長條件。丹參為深根性的草本植物，在排水良好的砂質土而且具有中等肥沃度的土壤中可發育良好，若土壤過於肥沃，參根則生長不壯實，在水

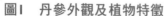

圖 I　丹參外觀及植物特徵

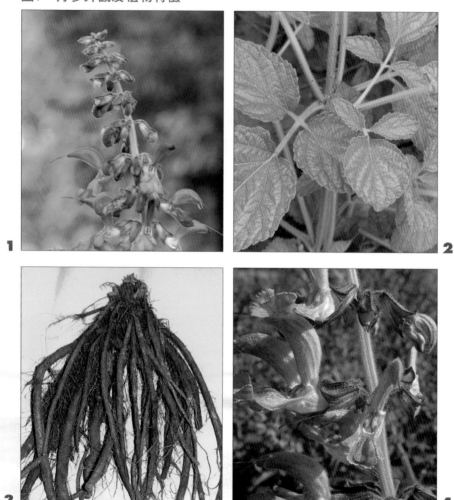

1. 開著紫色花朵的丹參花穗，它的主穗花梗獨立延伸出葉序之上，可達120公分的長度。

2. 丹參葉片為對生的奇數二回羽狀複葉，一般為3至7片鋸齒狀小葉，而葉序則成垂直十字交錯生長。

3. 血紅色的丹參根部外皮，它包覆住深根性的主根及支根結構。

4. 藍紫色的唇形花朵上，除花瓣之外，其餘部分都布滿了特殊的微小腺毛。

澇、排水不良或低窪土地極容易引起根部腐爛。土壤酸鹼度接近中性為佳，過度砂質土或過度黏質土則會導致生長不良。

每一種植物都有不同的生存策略，以用來抵禦外侵、適應環境並且延續後代。丹參雖然是多年生的草本植物，但是每年春末夏初開花結果之後，地上部分（莖、葉、花）仍然會自行凋萎。這時為了保存生命力，以應來春的重新發芽，它的根皮則發展出特別的防禦武器——含有大量黃酮類的二次代謝物質，用來抵抗存在溫暖多溼土壤裡的細菌。而在木質部內，則需要儲存大量的酚酸類物質，以便在發芽時，轉化為各種生長荷爾蒙（如細胞分裂素、生長激素等等），來重新啟動根及莖葉的發展，甚至於開花時的顏料使用（如花青素等）。

另外，在全株的地上部分（花瓣除外），也都布滿了特殊的微小腺毛。這可是很厲害的防衛武器，它的作用主要是利用腺毛上的分泌物來阻遏丹參的主要害蟲（如蚜蟲、蟎蟲等）。也因此在植物內，需要大量的製造二次代謝產物，如有抗菌功能的水楊酸、具有沾黏效果的生物膠、甚至特化的植物殺菌素如生物鹼等。

隨著生長的更替，這些二次代謝物最終也將隨著地上部分的凋亡作用，有計畫的轉化成另一類型式的植物二次代謝產物，儲存到根部以待明年生長循環以及其他功能使用。

在進一步討論這些植物化合物之前，先介紹一下先人們留下的寶貴資料庫——傳統藥材以及典籍記載！

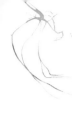

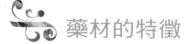

藥材的特徵

丹參用於藥材的部分為植物的根部。經過乾燥後呈微曲形的長圓柱狀，直徑約0.7至1公分（圖2）。表面呈棕紅色。具有粗糙的縱皺或栓皮，老根表面甚至呈片狀剝落的樣子。乾品質脆易折，木質部分呈黃褐色，橫斷面導管纖維呈現放射狀排列。由於市面上中藥房所售的大都為經由斜切面加工過的飲片產品，所以看起來斷面較大，且內部紋理複雜，聞起來有點微香的氣味，但嘗起來卻有淡淡苦澀的味道。一般市售的飲片大都為乾燥厚切片，但有些中醫師依照古方記載，將丹參再行炮製。

這種炮製的過程依現在的生物化學觀點看來，就是對丹參內某些化合物再行化學的修飾（modification），例如添加了醇基（酒丹參）、氧化（炒丹參）、加氨基酸（豬血丹參、鱉魚丹參），改變pH，離子化（醋丹參）、醣基（米丹參）、碳基重組（丹參碳）等等。可見在傳統醫學裡，早已有了現代合成製藥的概念，而且在經年累月的臨床中發現了更有效或較安全的方法。只不過如何解開這些寶貴的資訊，有賴我們用更科學的方法（如分子生物學）來闡明。

典籍的記載

丹參最早在典籍裡出現，是記載於《神農本草經》內（東漢末年編撰），該典籍將丹參列為上品藥材，意思就是沒有毒性，適合經常服用，可以強身防老。而後在歷代的本草藥典中也都有相關的記載和研究。

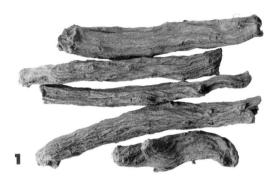

1

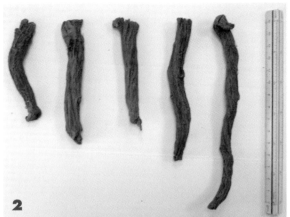

2

圖2　傳統丹參藥材
###　　　外觀特徵

1. 經過乾燥後呈棕紅色的丹
參主根與次根原料。
2. 經過分類分枝後的丹參藥
材。
3. 丹參飲片斜切及根部橫切
外觀。

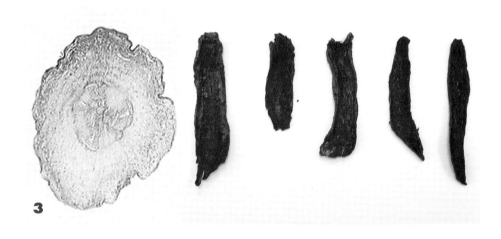

3

　　現將大部分的典籍中有關丹參的藥性、功能與主治項目整理及列舉於下：

　　一、藥性：**味苦、性微寒。歸心經，心包經及肝經**

　　二、功能：

1. 活血去瘀 —— 心腹疼痛、癥瘕積聚、跌打損傷。

2. 調經止痛 —— 主治婦女月經不調、經痛、經閉、產後瘀滯腹痛。

3. 養血安神 —— 煩躁不安，心煩失眠。

4. 涼血消癰 —— 熱痹腫痛、癰瘡腫毒。

　　三、記載：

1. 《本經》：主心腹邪氣，腸鳴幽幽如走水，寒熱積聚，破癥除瘕，止煩滿，意氣。

2. 《吳譜本草》：治心腹痛。

3. 《別錄》：養血，去心腹痼疾，結氣，腰脊強，腳痹，除風邪留熱，久服利人。

4. 《本草經籍注》：療風痹。

5. 《藥性論》：能治腳弱，疼痹；主中惡，治百邪鬼魅，腹痛氣作，聲音鳴吼；能定精。

6. 《四聲本草》：治風軟腳。

7. 《日華子》：養神定志，通利關脈。治冷熱勞，骨節疼痛，四肢不遂；排膿止痛，生肌長肉，破宿血，補新生血，安生胎，落死胎，止血崩帶下；調婦人經脈不勻，血邪心煩；惡瘡疥癬，癭贅腫毒，丹毒，頭痛，赤眼；熱溫狂悶。

8. 《滇南本草》：補心生血，養心定志，安神寧心，健忘征忡，驚悸不寐。

9. 《品匯精要》：主養陰血，除邪熱。

10. 《綱目》：活血，通心胞絡，治疝痛。

四、論敘：

1. 李時珍在《本草綱目》中記載，按「婦女明理論」云：四物湯治婦人病，不問產前產後，經水多少，皆可通用。唯一味丹參散主治與之相同，蓋丹參能破宿血，補新血，安生胎，落死胎，止崩中帶下調經脈。其功大類當歸、地黃、芎藭、芍藥，故也。

2. 倪朱謨在《本草匯言》中分析出，「丹參，善治血分，去滯生新，調經順脈之藥也。孕婦吐衄、淋溺、崩漏之證，或沖任不和而胎動欠安，或產後失調而血室乖戾，或瘀血壅滯而百節攻痛，或經閉不通而小腹作痛，或肝脾鬱結而寒熱無時，或癥瘕積聚而脹悶，或疝氣攻沖而止作無常，或腳膝痺瘻而痛重難履，或心腹留氣而腸鳴幽幽，或血脈外障而兩目痛赤，故《明理論》以丹參一物，而有四物之功。補血生血，功過歸、地、調血斂血，力堪芍藥，逐血生新，惟倍芎藭，婦人諸病，不論胎前產後，皆可常用。」

3. 陳士鐸在《本草新編》裡談到，「丹參味苦，氣微寒，無毒，入心、脾二經。專調經脈，理骨節痠痛，生新血，去惡血，落死胎，安生胎，破積聚癥堅，止血崩帶下。腳痺軟能健，眼下赤腫可消。養正祛邪，治腸鳴亦效，僅可佐使，非君臣之藥。用補則補，用攻則攻，藥籠中不可缺也。其功用全在胎產之前後，產前可多量，產後宜少用。自然成功多而取敗少也。」

4. 黃宮繡的《本草求真》中也提到，「書載能入心胞絡破瘀一語，已盡丹參功效矣。然有論其可以生新安胎，調經除煩，養神安志，及一切風痹，崩帶、癥瘕、目赤、疝病、瘡疥、腫痛等症。總皆由其瘀去，以見病無不除，非真能以生新安胎，養神定志也。」

5. 張秉成《本草便讀》裡研究出，「丹參，功同四物，能祛瘀以生新，善療風而散結，性平和而走血，須知兩達乎心肝，味甘苦以調經不過專通營分。丹參雖有參名，但補血之力不足，活血之功有餘，為調理血分之首藥。其所以療風痹去結積者，亦血行風自滅，血行則積自行耳。」

　　從上面約三千年歷史的典籍記載或論述，中藥丹參的幾項主要功能，似乎和現代某些疾病有關：

1. 活血去瘀 —— 與心血管疾病的治療有關。

2. 調經止痛 —— 與女性生理期疾病的調整有關。

3. 養血安神 —— 與腦神經及腦血管疾病的預防及治療有關。

4. 涼血消癰 —— 與肝功能及抑制發炎相關病症的醫治有關。

　　更重要的是在上面的典籍論述中，都只是談及到僅僅丹參一種藥草的功效。這一點，非常合理的說明了在丹參的根部，絕對存在一種或數種可以用來治療上述疾病的重要化合物，那麼只要找出這一個，或這些化合物以及它真正的作用機制，那麼它便可以直接地用於現在的西藥系統，進而提供給更廣大的病患使用！

🌀 化學的組成

就像前面所提，植物為了延續生命、適應環境以及抵抗外來的侵害，必須發展出一套特有的生存方式。更由於植物無法像動物一般的移動，於是在植物體內就必須合成出一些特別的化學物質，來幫助植物的生存競爭。

如同大家所知，控制生命的基本訊息存在於細胞內的DNA，而且每個生命體都不相同。在DNA片段上的基因經過表達之後，就形成各種不同的蛋白質，而能夠做些特別的生化反應的蛋白質，一般稱為酶或酵素。在植物中就有大量的酵素，專門用來生產這些二次代謝的化合物。

以丹參為例，它喜好溫暖潮溼的氣候而且排水良好的環境。而在這種環境中，又存在特別多的昆蟲幼蟲（如蚜蟲），但是卻又必須吸引這些昆蟲的成蟲（如蝴蝶、蜜蜂等），來替它授粉以便傳宗接代，於是便得長出高高的花莖以及成串紫藍色的花序來吸引牠們。

另外像是興建高樓一樣，為了固定這些花莖，它必須向下扎根，並且每一串花序都需要一個以上的直根來支撐它。於是在這樣的生長策略下，它需要大量製造植物荷爾蒙，如激勃素（Gibberellin）（二萜類化學物質）來刺激地上莖的生長，及生長激素（Auxin）（氨酸類化學物質）來刺激地下的根部生長，花青素（anthocyanins）（酚酸類化合物）來製造花果顏色，以及大量的膠質物（polyprenol）（如多萜類化學物質）負責黏著幼蟲，當然還有很多抗菌素（phytoalexin），及抗蟲素（如大多的酚酸類化合物）來抵禦蟲菌傷害（圖3）。

經過約70年的研究分析，科學家在丹參中分離出大概有兩大主要類

別的植物二次代謝化合物。第一類稱作二萜類（diterpenoids）物質，另一類則為酚酸類（phenolic acid）物質。

一、二萜類成分：

由於丹參的二萜類成分的化學結構之極性較低，也就是說該化學物質所帶的電荷較均勻或較小，因此一般泛稱為脂溶性或者疏水性佳的成分。由於這種極性的特性，像是在瓶罐中的油水液體，倒出後，總會殘留聚集在瓶裡一樣，這類化合物於是常聚集在根部表皮的外面，形成隔水層來防止根部泡水（圖4）。

圖3　植物二次代謝的生長策略

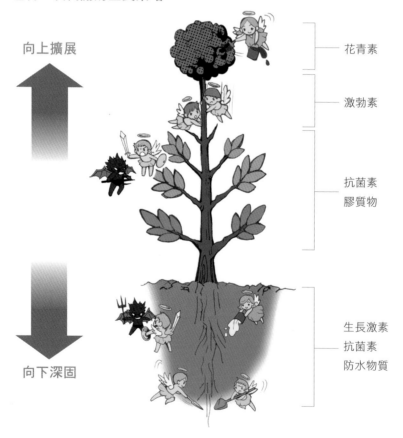

向上擴展

向下深固

花青素

激勃素

抗菌素
膠質物

生長激素
抗菌素
防水物質

它們是構成丹參根部呈鮮紅色的主要物質。主要的丹參二萜類成分包括有丹參酮類、丹參酯類、丹參醌類、丹參醇類以及其他類。

二、酚酸類成分：

丹參酚酸類親水性佳，也就是相對的化學結構的電荷較大或者較不平均，因此主要存在根部木栓層內的胞漿之中（圖4）。如此當植物遭受害蟲或病菌攻擊時，可以迅速的運送並轉化成抗蟲素或抗菌素，甚至在開花期也可以再變成顏色鮮麗的藍紫色素。當地上植物枯萎進入休眠狀態時，它們又會轉化回不同形式的酚酸類化合物，來共同抵抗根部的細菌入侵，甚至分泌到土壤外部，以抑制其他植物占領領土。這些多樣的功能，使得這類物質可以說是植物體內的免疫系統。

主要的丹參酚酸類成分包括有原兒茶醛、原兒茶酸、丹參素、丹酚酸、熊果酸、異阿魏酸、咖啡酸、柳杉酚、迷迭香酸等等。

科學家們從七十幾年前（1934年）起，就開始研究丹參的化合物，現在讀者們從分子植物學的角度，已大致瞭解它們的特性，甚至推測出它們在植物原體內所扮演的角色。那麼它們對人類有何作用？是不是也扮演一樣的自我防禦功能？祖先留下的醫療經驗典籍中，和這些化合物有何關聯？

圖4　植物二次代謝的防禦策略

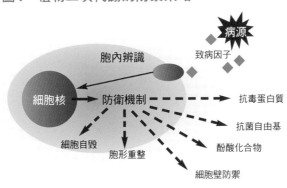

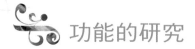 功能的研究

　　就像前面所提到的，丹參的功能在所有醫藥典籍中主要分為四個方向，其一是「活血祛瘀」，也就是心血管疾病治療；其二是「調經止痛」，也就是女性生理期疾病調整；其三是「養血安神」，也就是與腦神經血管有關；其四是「涼血消癰」，與肝臟功能及腫瘤抵抗有關。

　　所以在現代醫學的研究裡，基本上也是朝這幾個方向努力，並嘗試從單一藥材的投藥觀察結果，進步到用粗萃物的投藥式觀察，爾後更進步到純化單一化合物的投藥式觀察。甚至，從一些效果中用最新的分子生物學研究，來瞭解各種致病因子的基因表達。這些研究的總結，大致上告訴我們一個訊息：**丹參是一種對心腦血管相關疾病，在治療或預防上有效而安全的草藥。**

　　在這些研究裡，大致上分為幾類功能與作用：

●**對心血管功能的影響**

　　對冠狀動脈的作用：在動物實驗中，丹參萃取物可擴張離體心臟冠狀動脈，並且能增加冠狀動脈流量，也能促進側支循環。

　　對心臟的作用：在動物實驗中，丹參萃取物可以使心搏速率減緩一些，讓心臟收縮力增強。

　　對血管的血壓作用：在動物實驗中，丹參萃取物可顯現不同程度的降壓作用。

　　對心肌缺血及心肌梗死的作用：對於動物實驗中所引起的急性心肌缺血，丹參萃取物可以改善或對抗其心電的異常，並加速心肌缺血或損

傷的恢復。

對胸循環及胸缺血的影響：在動物實驗中，丹參萃取物可使血流速度加快，流態改變，而且有溫和的抵抗血栓形成作用。

對微循環的影響：在動物實驗中，丹參萃取物可使毛細管網開放數目增加，並且改善及增進血液流態，降低血液黏稠度和增加紅血球變形性能力。

對耐缺氧能力的作用：在動物實驗中，丹參萃取物能防止或減輕缺氧心肌細微結構的變化，對缺氧心肌有保護作用。

●**對中樞神經的影響**

鎮靜作用：動物實驗中，丹參萃取物對中樞神經系統有抑制的作用，使實驗動物明顯鎮靜，但不能引起動物睡眠。

對耐缺氧能力的作用：在動物實驗中，丹參萃取物對缺氧環境下的動物有明顯的存活耐受力。

對腦神經保護作用：在模擬動物腦梗塞中風的實驗中，丹參萃取物明顯的降低大腦受傷面積，對腦神經有保護功能。

對腦神經修復作用：在動物實驗中，丹參萃取物能改善腦損傷後，白血球的變形能力及腦病後的腦萎縮及軟化，對腦細胞有修復功能。

●**對肝臟功能的影響**

對肝損傷的保護作用：在動物實驗中，丹參萃取物對急性肝細胞損傷有明顯的保護作用，而且對肝臟微循環障礙有良好的改善效果。

對肝細胞再生的促進作用：在動物實驗中，丹參萃取物對肝細胞的代謝及受損細胞的再生均有明顯效果。

抗肝纖維化作用：在動物實驗中，丹參萃取物可抑制肝纖維的增生，並能使已形成的纖維消散和吸收，改善肝功能。

●**對其他器官功能的影響**

保護及改善腎功能：在動物實驗中，丹參水溶性萃取物能有效改善腎功能或腎不全，並有預防腎臟衰竭的作用。

抗胃潰瘍作用：在動物實驗中，丹參水溶性的酚酸類，有抗潰瘍的作用，反之，脂溶性部分的總丹參酮類，反而有促進潰瘍發生的作用。

對免疫能力的影響：在動物實驗中，丹參萃取物可以增強巨噬細胞吞噬功能，減輕免疫細胞的浸潤和細胞免疫的排斥反應。

抗氧化作用：在動物實驗中，丹參水溶性酚酸類能明顯提高器官內過氧雙歧酶的表現強度，有效降低過氧化氫的濃度，有抗氧化及清除自由基的功能。

抗乳癌作用：在動物實驗中，丹參萃取物能有效降低乳癌腫瘤，並能增加抗癌基因的表達。

抗細菌作用：在細菌實驗中，丹參萃取物能有效降低格蘭氏陽性桿菌的存活率，有抗菌的功能。

上面所列這幾大類的丹參功效，僅僅是在對實驗動物所做投入／得出的實驗結果，這些實驗結論相當吻合古代醫療典籍記載，以及現今的中醫理論。加上所有的實驗都是以最新的西方醫療科學方法驗證，可信度相當的高。

不過，雖然是經由活體試驗證明有效，但它到底為什麼會有這些作用？哪種化合物造成這種效果？對人體的安全性如何？有沒有後遺症？

有沒有人體使用的臨床經驗？這些問題我們將在後面章節探討。在這之前，先來看看各國政府的法令對這個藥草有什麼規範？

各國的法令規範

人類祖先在尋找食物的過程中，發現了有治療作用的食物。而經驗的累積中，漸漸地將它們當作疾病的預防與治療，這是藥食同源的起始，也是我們中醫理論中，醫食同源的意義。在歷史久遠的民族或國家如中國、印度及埃及等，草藥一直是醫療體系中最重要的一支。

隨著西方科學與人文的進展，「食」與「藥」卻愈行愈遠，食品變成單純滿足生理與心理的產物，而藥品最後竟然偏向治療為主體的化合物。於是在前大半世紀裡，大多國家都將食品與藥品，定義成截然不同的法令管制，並且讓藥品的使用權利，寄託於少數專業人士手中，如醫師或藥劑師等等。

然而，隨著預防醫學意識的抬頭，人類社會開始思考及尋找介於這兩者之間的「可以維持健康的食品」並加以規範。

世界衛生組織（WHO）在1991年10月通過了「草藥治療評估指南」後，各國政府便開始訂定了一種介於食品管理與醫藥管理的法規。例如美國在1994年通過的「膳食補充劑健康與教育法」（DSHEA），日本在1991年修改的「營養改善法」，中國在1996年公告的「保健食品管理辦法」，台灣在1996年公告的「保健食品管理辦法」，新加坡、韓國、香港、澳洲、加拿大、馬來西亞等等，都先後立法規範（註：歐盟因為會員國家眾多，利益難均，還在「喬」法令）。

另外，更由於很多天然草藥及配方用於醫療行為已有千年歷史，如

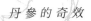

亞洲各國的中草藥或漢方藥品法令,於是歐洲某些國家(德國、法國)及印度、南美洲等區域開始有了草藥管理辦法;在此趨勢下,甚至美國的FDA也訂定了「草本藥物申請辦法」。

於是乎,人類社會再度進入較完善合理的「醫食同源」的管範架構下。

除了在不同國家,可能由不同的法令體系管理之外,不同程度的加工,在單一國家內就可能得適用不同的法令體系規範。其中主要的分別就在於是否將它當作醫療藥品來使用。

如果製造商或販售商宣稱不涉及任何醫療效果,那麼基本上是可以當成食品,或著保健食品的規範來製造、銷售以及使用;反之則視同醫療藥品行為,必須遵循藥品管制的法令程序製造銷售,並且需在醫師或藥劑師指定建議下使用。

在台灣,丹參可以被當成保健食品來加工販售,另外在中醫體系下,它亦是被長期使用的「處方藥」,供中醫師或醫院使用。

在中國大陸,丹參是列入保健食品的原料名單之中,但需依照「保健食品管理辦法」之內容,審核及製造銷售。另外在中醫體制下,它是長期使用的「處方藥」,而且還收列在國家藥典內。而在西醫體系下,也能夠依不同法源及審批過程,提供醫院做西藥處方使用。

在日本,丹參可以在漢方藥的管制法令下,加工販售,但在食品保健品以及西醫藥體系下,目前尚未列入管制許可範圍內。

在美國,丹參允許以膳食補充劑加以加工販售,但不宣稱任何醫療效果。在其他醫療體系,目前尚未有任何相關產品核准通過。

在加拿大，丹參則是被允許以「健康天然產品」的管制法令下，進行製造銷售，甚至可依法核准而宣稱特定功效，在澳洲，丹參則是被列入允許使用的植物名單中，並且在經過TGA核准之後，可以當成保健食品來製造及銷售。

在俄羅斯，丹參依當地法令管制，可作為醫療藥品製造銷售，並依醫師處方使用。在韓國，丹參可在政府法令管制下，作為漢方藥品或保健食品製造、銷售及使用。在香港，丹參可以在中草藥材法令管制下加工販售及使用。

以上所舉的國家或地區，大多以華人國家或鄰近國家為主，畢竟在文化與地緣關係上，較能認定及接受這種古老植物的使用經驗。然而，在大量的科學研究的證據顯示下，其他西方國家醫藥體系如澳洲、加拿大及美國等，也合理同列在他們的管制之中。這顯示丹參這個藥草，在未來將會更廣泛地為世人所認識及使用。

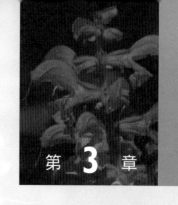

第 **3** 章

丹參的作用機制
與神奇療效

本章將以最簡明的方式來闡明丹參的作用機制，讀者也可藉由最新分子科學的發現，進而瞭解它為何有如此神奇的醫療功能。

首先，研究小組從幾種最有效的丹參品系中分析發現，丹參的所有化合物中，都是以丹參酚酸 B 鎂鹽（MLB= Magnesium Lithospermate B）占最大量的比例，這說明了這個化合物必定扮演著一個重要角色（圖5）。而且由於這個化合物的極性很大，容易溶於水中的特性，也恰巧符合了它在傳統中藥裡浸水熬煮的使用方式。

於是，我們便大膽假設並專注在這個代表性化合物的分子科學分析及功效的研究。其實在經歷七十幾年的研究中，絕大多數的醫者、學者都認為，造成丹參紅色的二萜類化合物（如丹參酮等）才是主要的有效化合物組成。直到最近的七、八年內，醫學界、科學界才慢慢發現，真正的有效物為水溶性的酚酸類化合物！

再來，從古代典籍的記載功能中發現，丹參主要是被用來治療與「血的運行」有關的疾病，如「活血祛瘀」的病症等。當我們比對現代臨床研究及科學論文資料發現，丹參水溶物在對心臟方面的保護和修護有相當多論述及報告，而且大多闡述與增加血管截面積、擴大細胞供血功能有關。但是這些都無法充分解釋為何能「活血祛瘀」？

於是我們又大膽假設這個MLB化合物對心臟細胞有直接的作用，而且它的作用方式可能和強心的功能有關。在這種大膽而合理假設下，我們開始對丹參最主要的化合物：MLB與強心功能機制，以分子生物學方式深入研究。結果發現，MLB是一種非常新型的強心劑，並且和現有任何一類的強心劑不同——有它們的優點，卻沒有它們的缺點！

圖5 丹參酚酸B鎂鹽（MLB）化合物結構及分布

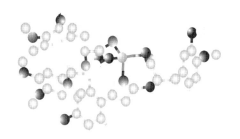

丹參酚酸B鎂鹽（MLB）化學結構圖。

MLB的分子空間立體結構圖。

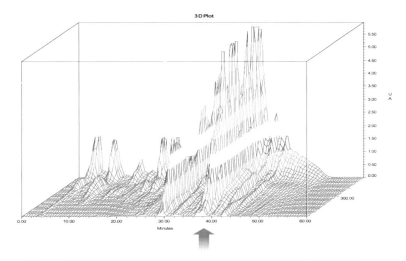

用HPLC量測丹參水溶性及脂溶性的各種化合物含量狀態。箭頭所示的峰區為MLB。

41

清除自由基的重要新機制

在我們進一步認識MLB的作用機制之前，先瞭解一個重要的蛋白酶：鈉／鉀離子幫浦酶的作用。這是一個複合的蛋白酶，位於大部分動物的細胞膜上，扮演著非常重要的細胞內外離子電荷平衡的功能。

在細胞的內外充滿著各種游離的金屬離子。細胞除了使用它們來作為新陳代謝的功能之外，也利用他們作為控制胞漿內外平衡的重要工具（圖6）。假設細胞內的某些金屬離子濃度過高，那麼在滲透的作用機制下，細胞外的液體（如水），就會快速地進入細胞內來平衡它們的濃度，就像口渴的細胞喝多了水，就會撐大它的肚子一般。因此，離子過多或過少時，會造成細胞內外電荷不平衡，甚至造成細胞中毒死亡。

鈉離子、鉀離子與鈣離子是體內最多且最重要的金屬離子，基本上鉀離子有一種橫跨細胞膜的專屬通道蛋白體，由細胞內運送到細胞外。而鈉離子則是由另一專屬的通道由細胞外向內運送。此外鈣離子除了也有一個專屬通道，由外運送到細胞內，還有另一個與鈉離子共同作用的鈉／鈣離子交換通道，亦就是一個鈣離子進入細胞內，交換一個鈉離子到細胞外面。

這些各種離子的通道在運送離子時，統統不需要使用能量，除了鈉／鉀離子幫浦酶。它的主要功用，就像是一個幫浦一樣，將細胞內的鈉離子「打」出去，同時也將細胞外的鉀離子「引」進來以平衡細胞內的離子濃度。這樣一個幫浦就像抽水馬達或冰箱、冷氣一樣，非常消耗能量（源）的，也就是在細胞的世界裡，所有能量的共通形式——ATP（腺苷三磷酸）。

圖6　動物細胞膜斷面與各種通道

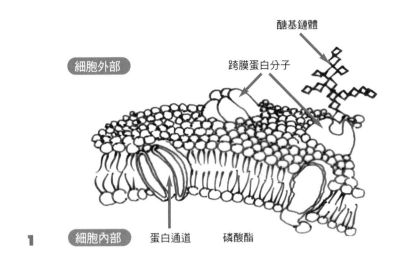

醣基鏈體

跨膜蛋白分子

細胞外部

細胞內部　蛋白通道　磷酸酯

1

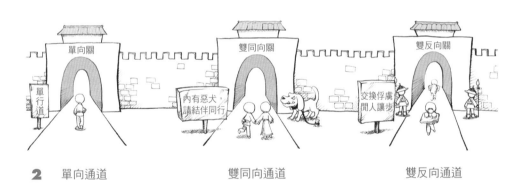

單向關　　　　　　雙同向關　　　　　　雙反向關

單行道

內有惡犬，
請結伴同行

交換俘虜
開人讓步

2　　單向通道　　　　　　雙同向通道　　　　　　雙反向通道

1. 動物細胞膜主要是由像蝌蚪般的磷酸酯小單元聚合而成的雙頭親水性、內部疏水性的緊密屏障，在膜上分布著橫跨膜層不同的通道蛋白體作為細胞內外物質交接的主要途徑。

2. 細胞膜上通道概略分為單一方向直接傳輸通道（單向通道），單一方向協同傳輸通道（雙同向通道），以及相反方向協同傳輸通道（雙反向通道）三類。

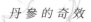

介紹了這些奇奇怪怪的細胞金屬離子通道後，它們到底是如何運作的？基本上當細胞內的鈉離子減少或細胞外鈉離子濃度升高時，鈉專用通道就會打開讓鈉離子進入。隨後鈣離子通道也會接著開啟，少許的鈣離子也因此流入細胞內。電光石火之間，鉀離子的專用通道也會跟著自動打開，讓鉀離子離開細胞，來平衡細胞內外的電位負荷。

但是這兩三種離子的數量在這一進一出時，總是無法平衡，必須借用鈉／鉀離子幫浦酶這個耗能的幫浦，將過多的鈉離子打出去來交換鉀離子回來，以及利用過多的鈉離子去交換些鈣離子進來。有趣的是，當胞外鈉離子超過某一臨界點，鈉離子通道又會再行打開，讓鈉離子再次進入細胞內。如此週而復始，不斷運行，而產生一種波狀的循環（圖7所示）。

身體內各種器官組織因為功能的差異，使得各類細胞在細胞膜上的各種金屬離子通道數量，有非常大差異。尤其是心臟細胞和神經細胞，它們則是分布了全身最大數量的離子通道來產生一種特殊的生理功能——電波。

假設我們能用電極棒來量測心臟細胞，那麼當鈉通道一打開時，細胞表面的鈉離子就會像騎著快馬般的匈奴士兵，蜂擁地進入細胞城堡內，這時細胞內的正電荷就會急速增加（圖7-❶），猶如人民在敵軍侵略後過著高壓統治。

隨著鈉離子通道大門關閉，緊接著的鈣離子大門也跟著被打開，讓鈣離子流入（就像救兵一般地攻入城堡）。這過程讓高電位維持了一段時間（圖7-❷）（還在廝殺對峙）。有意思的是當鈣離子進入之後，就會跑到一處專門儲藏鈣質叫做肌漿網地方，去釋放更多的鈣離子（像是解救俘虜營一般）（圖7-❸），他們會幫助一種馬達蛋白（myosin）（就像

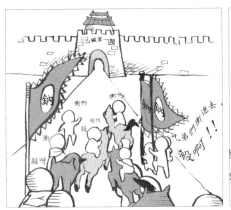

❶當鈉通道打開時，細胞表面的鈉離子就會蜂擁地進入細胞內。

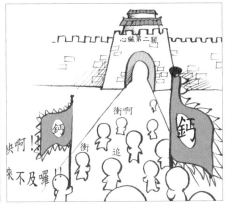

❷緊接著的鈣離子大門也跟著被打開，讓鈣離子流入。

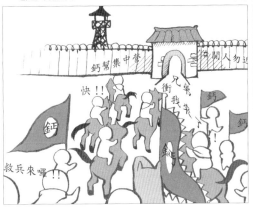

❸當鈣離子進入之後，就會跑到一處專門儲藏鈣質叫做肌漿網的地方，釋放更多個鈣離子。

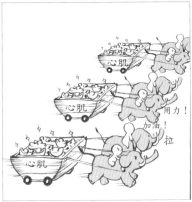

❹大量的鈣離子會幫助一種馬達蛋白讓心肌細胞收縮。

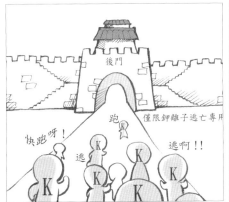

❺接著鉀通道會突然開啟，讓鉀離子逃離到細胞外。

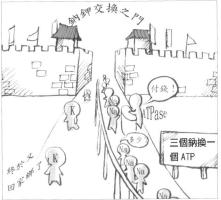

❻鈉／鉀離子幫浦酶則耗能的以幫浦馬達將鈉離子「打」細胞外，並引進鉀離子回細胞。

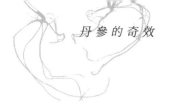
圖7　心肌細胞的縮放與離子通道運作順序與電位變化

對心臟作用機制

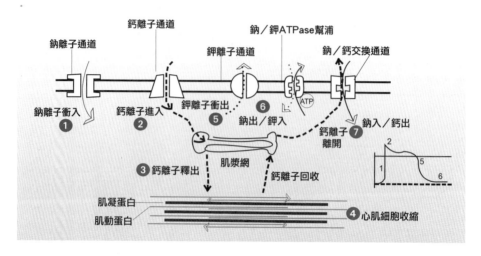

被拯救的俘虜竊取戰車開跑一樣），這結果可讓整個心肌細胞收縮（整個城堡天搖地動）而嚇退敵人（圖7-❹）。緊接著鉀通道會突然開啟，讓鉀離子逃離到細胞外為止（大多數堡內百姓逃跑出境）（圖7-❺）。

接下來演出的就是鈉／鉀離子幫浦酶（反抗軍），用著耗能的幫浦馬達將鈉離子「打」出細胞外，並緩慢地引進鉀離子，直到回復原始還沒有開啟鈉通道（城門）的電位水平為止（圖7-❻）。而救兵一般的鈣離子也會在這時藉著鈉／鈣交換通道離開細胞（圖7-❼）。

但是，如果這時候鈉／鉀離子幫浦酶被某些物質卡住了，那麼細胞內的鈉離子以及細胞外的鉀離子就會停止交換。於是鈉離子在細胞內的濃度就會升高（圖8-❻），因而使得鈣離子不易從鈉／鈣交換通道離開細胞（圖8-❼）。也就是說這時的鈣離子濃度在細胞內就會增大，於是

使得心肌纖維的拉力更強勁（圖8-❹）！這就是丹參MLB在心肌細胞內的主要作用機制之一，也是一般強心劑對心肌的作用模式（圖8）！

　　不過，這兩種化合物對鈉／鉀離子幫浦酶的抑制狀況有很大的不同。目前所有的強心劑都是固醇類的化合物結構，而丹參MLB則為抗氧化複合體的酚酸類化合物。固醇類強心劑對鈉／鉀離子幫浦酶的抑制力

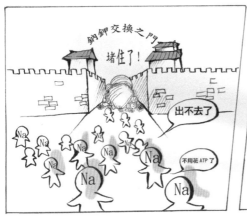

當鈉／鉀離子幫浦酶被某些物質卡住了，那麼細胞內外的鈉離子及鉀離子就會停止交換，於是鈉離子在細胞內的濃度因此升高。

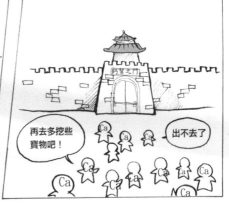

因此鈣離子便不易從鈉／鈣交換通道離開細胞，而使得鈣離子濃度增大。

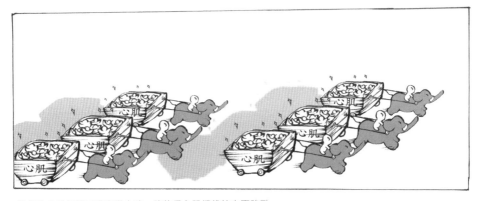

當細胞內的鈣離子濃度增大時，將使得心肌纖維拉力更強勁。

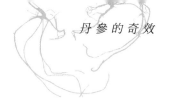
圖8　心肌細胞的縮放與離子通道運作順序

鈉／鉀離子幫浦酶抑制住時心肌細胞離子改變狀態

對心臟作用機制

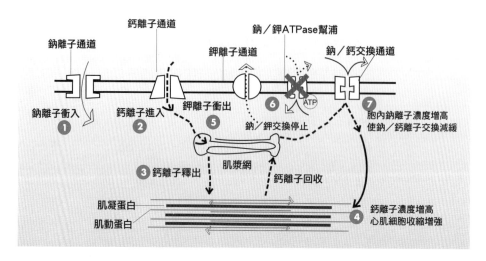

很強，結合時間很長，而且非常不易分解代謝，於是會產生很大的副作用，例如低鉀症等，嚴重的話，心臟病還沒有治療就中毒而死。

相反地，丹參MLB對鈉／鉀離子幫浦酶有一定的抑制力，但是結合時間很短，而且一下子就分解代謝成各種小分子結構的抗氧化合物，所以在強心的機制上，它具有強心、無毒以及消除大量自由基的特殊功能，他們兩者的優缺點比較，將於後面進行更詳細的討論。

就像前面所約略提到的，丹參的主要化合物MLB，除了能對鈉／鉀離子幫浦酶這分子蛋白體產生抑制效果之外，它的第二個最大機制就是以本身的結構，產生非常強大的抗氧化功效。

能量生產與自由基的發生

　　為什麼抗氧化物對我們身體有那麼重要，原因就在於我們身體裡，每個細胞內都有幾個專門製造能量的發電機器，叫做「粒線體」。所有食物分解成醣類之後，都將經過這部機器生產出ATP（腺苷三磷酸），以供應體內所有細胞各種活動使用（圖9）。

　　但是在這生產能量的過程中，會從一種電子的傳遞反應鏈，產生出一種超氧自由基的副產品：活性氧分子（O_2^-）、H_2O_2以及OH^-（多一個電子在這些分子上）。而這類非常不穩定的超氧自由基，卻又非常容易逃出控制的機制。它們可以像逃犯一樣自由遊走於細胞內，尤其是跑到粒線體旁的細胞核內，對裡面的DNA進行破壞。

　　不用說，當DNA遭受破壞，而無法進行修護的情況時，細胞輕則死亡或凋謝（老化病症），重則發生不受控制的複製生長（癌症）。

　　這些活性氧自由基也會在我們受傷時，由血小板以及受傷的細胞釋放出來抵抗病菌感染，這些活性氧自由基物質產生的訊號，會召喚並引導出免疫系統大量的釋放及攻擊，造成發炎傷口的填復。

　　這個從古代生物演化出來的身體自動防禦及修護功能，對於我們現代的人類卻造成一個莫大的致命傷害，容易造成心血管及腦神經疾病。

　　因為當我們體內任何一處的血管內壁有損傷時（包括超氧自由基分子所造成的損傷，假設是雪山隧道內某處漏水一樣），血小板流經時就會來修護，並且釋放出活性氧自由基分子，這些動作產生的訊號，就會引起白血球及巨噬細胞等，像警察一樣的免疫系統細胞到來，而產生類似發炎的現象。

圖9 能量生產與自由基的發生

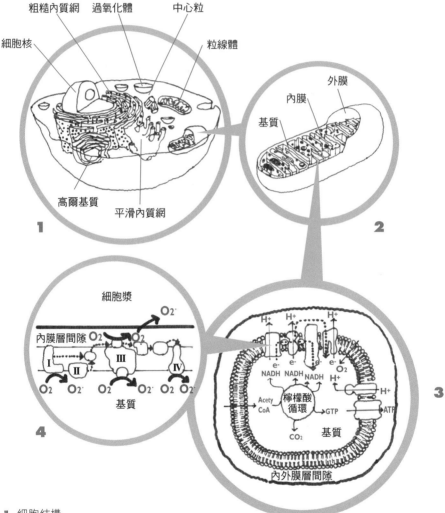

1. 細胞結構

2. 粒線體結構：粒線體主要是由內外兩層膜組合而成的小胞體。能量的製造主要發生在內層膜的基質裡。

3. 能量製造的簡單流程：當食物化解成葡萄糖並再經醣解作用後形成更小的中間物之後，會進入到粒線體的基質內，開始進行所謂的檸檬酸循環，而產生可以傳遞電子的物質（NADH）。這些物質在內膜上經過一連串的氧化過程及電子傳遞之後，才能驅動能量製造馬達來產生生物能量ATP。

4. 自由基的發生：傳遞電子的中間物(NADH)，在氧化及電子傳遞過程中不可避免的會伴隨而生超氧自由基，而游離出胞體之外。

隨著修護工程的進行，大量的材料（如膽固醇、膠原蛋白、彈力蛋白等等）便直接運送到工程地點。為了不影響血液（車輛）的流動，他們基本上都在血管內膜與外層之間灌漿修補。只是因為技術與材料還沒有達十分完美（演化不夠完美），於是很大體積的灌漿修補，會向血管的內部（隧道內）露出，這就是血管粥狀組織形成的原因。而後隨著時間拉長而硬化（就像水泥灌漿硬化一樣），便產生動脈硬化。於是原本的雙車道就變成單車道的血管，會逐漸地減低流速，或者三不五時的撞擊傷口（發生車禍），導致血管徑愈來愈小，甚至堵塞（隧道封閉）。於是靠這血管生存的細胞與組織就因此缺氧、缺血而壞死。這就是心肌梗塞或衰竭壞死，以及腦缺血性中風形成的原因了。

我們的腦雖然僅占體重的廿分之一，卻必須接受從心臟輸出約五分之一的全部血液，及消耗全身20％到25％的身體總能量。

因此，大量的能量（ATP）在腦細胞內的粒線體中被製造著，當然所伴隨產生的活性氧自由基分子也同時大量（約5％）從電子傳遞鏈中流出來，然後在腦細胞中活蹦亂跳地破壞細胞；再加上我們的腦中又存在最差的抗氧化系統，如在長度非常長而且數量多的神經軸突或樹突上，他們在細胞膜上的脂質構造都是最容易遭受這些活性氧自由基破壞的。

由於腦血管內沒有血小板這樣的修復系統，於是當腦神經遭損傷時，便會誘發出一種澱粉質的瘢塊物質來應急填補，並通知腦內的特殊免疫系統（微膠狀細胞及星形膠狀細胞）來防禦（造成發炎）及修護（造成更多的瘢塊）。當這些損傷過大時，細胞就會啟動凋亡的機制。隨著年紀增加，這些死傷的細胞及澱粉瘢塊就會累積而造成老年癡呆症、阿茲海默症以及巴金森氏症等病變。

由於天然抗氧化物尤其是多酚酸類的天然化合物，它們在結構上都有氫氧基（－OH）外伸於分子結構上，這些氫氧基可用來捕捉活性氧的自由基，而轉變成更安定的結構（如H_2O），這就是它們能被當成抗氧化物的最基本機制，而這些化合物抗氧化能力的強弱以及使用的理由，又和它們本身所含的氫氧基數量以及附帶的功能有關。如草酸類（如可可與菠菜），植酯類（如玉蜀黍）與單寧酸（如茶）等等，就會防礙抗氧化的吸收功能。

丹參的MLB和其他酚酸類化合物一樣，統統都具有抗氧化的功能。但是MLB的抗氧化能力，又高於其他的化合物。主要原因就出現在它的生物合成途徑，是由四個叫做咖啡酸（注意不是咖啡因）的抗氧化物單元，修飾組合而成丹酚酸B，最後再結合鎂離子於核心而固定了它的立體結構（圖10）。

由於這個獨特結構的所有氫氧基都向外伸展，而這些氫氧基卻又能結合自由基的活性氧分子，而轉化成為一種暫時結構。這類暫時結構很快地，可以被水解成紫草酸、迷迭香酸、丹參素原兒茶酸，以及咖啡酸等這些原有的中間構成物。有意思的是，這些構成物又會再度地與更多的活性氧分子自由基結合，達到再次清除自由基的功能！

丹參對心肌細胞的作用

如果仔細讀過前面這個小章節，大概已經對鈉／鉀離子幫浦酶不會太陌生。為了證明這個假設是正確的，研究小組從老鼠的心臟細胞裡提取純化這個幫浦酶，並且分別加入強心劑或丹參MLB來比較它們對這個酶的抑制程度。

結果發現這個酶的活性，都會隨著這兩個化合物的濃度增加而減

弱，即使我們用豬的心肌細胞所純化提取的鈉／鉀離子幫浦酶，也一樣呈現這種效果（圖11）。這代表了丹參的MLB對心臟的鈉／鉀幫浦酶有抑制的效果，換句話說，這樣的抑制效果也就能夠產生強心的功效！

那這個非固醇類的強心劑，和使用了上百年歷史的固醇類強心配醣體有什麼不一樣？第一個答案，就在他們的代謝時間或分解的速度快慢上面！

圖10　丹參酚酸B鎂鹽(MLB)生物合成途徑

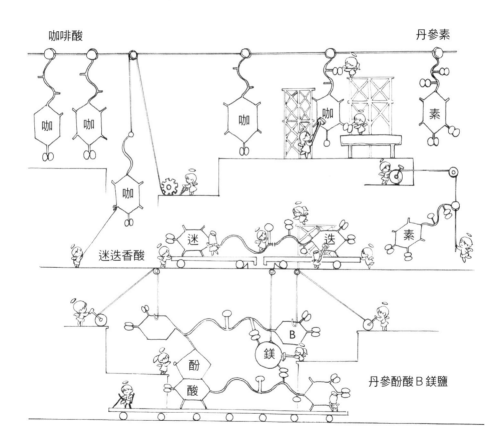

 咖啡酸　　丹參素　　咖　　咖　　咖　　咖　　素　　咖　　迷迭香酸　　迷　　送　　素　　B　　鎂　　酚　　酸　　丹參酚酸B鎂鹽

圖11　鈉／鉀離子幫浦酶的抑制效果

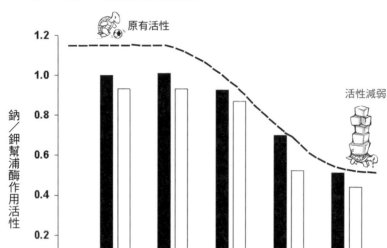

黑色為丹參酚酸B鎂鹽，白色為強心劑，橫軸從左到右表示所增加實驗劑量，縱軸從上到下表示鈉／鉀幫浦酶所減低的作用活性。

　　將強心劑與丹參MLB以靜脈注射入實驗犬中，並且每隔15分鐘量測它們在血液中的單位濃度。結果會發現，丹參在一小時已降解了200倍，而固醇類強心劑（如地高辛）卻只降解了約2.5倍而已（圖12）。這說明了丹參的MLB，不像所有固醇類強心劑那樣，因為非常的難代謝，而造成相當強的毒性。

　　2005年底，美國新澤西州的一位男性護士查理‧古倫（Charles Cullen）被判刑127年。理由是他在16年內用過量的毛地黃類強心劑（地高辛）殺死了40名病患。姑且不論他是故意或業務過失，都說明了這個固醇類強心劑有毒性；但用了三千年以上歷史的丹參，以及現代醫

學臨床的紀錄並沒有任何致死或不良的反應紀錄，其主要原因就在於分子結構完全不同！

如果丹參的MLB對心肌細胞就只有上面的功能，那也太小看它了！由於它的結構是酚酸類的強力抗氧化物，可以抑制鈉／鉀離子幫浦酶的強心功能，於是它在對心絞痛及心肌梗塞方面，發揮了強大效果。

當供給心臟血液以及氧氣的冠狀動脈血管，因為動脈硬化而阻塞，致使在血管脈絡後面所依賴維生的整片心肌細胞，會立即處於缺血狀

圖12　MLB和強心劑在血液中的代謝速率比較

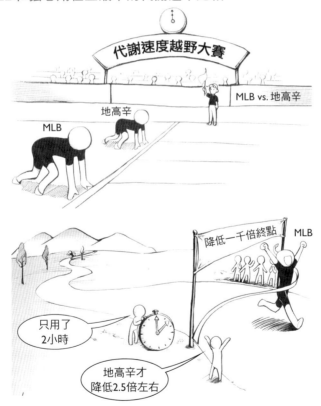

同樣以靜脈注射方式，給實驗犬實驗劑量的MLB或強心劑（地高辛），兩小時後再測試血液中之含量。

55

態。在幾秒之內,如果不能及時的將血管阻塞的部分排除,或擴大血管讓血液通過的話,那麼這塊缺血面積的心肌細胞將可能立即壞死。

這塊壞死面積周圍的細胞,也將因這些壞死細胞所產生的訊號,而啟動細胞自動凋亡的機制。這樣的動作在對器官組織的意義上,是為了保護更外圍的組織細胞,以確保血液養分能不浪費的傳送給更外圍的組織細胞。

由於鈉/鉀離子幫浦酶是心肌細胞內最耗用能源的一個複合蛋白體,而丹參的MLB有快速抑制鈉/鉀離子幫浦酶的作用,這項功能恰巧能使心肌細胞達到節省耗能的特別效果,於是在缺氧缺血的不利環境下,這些細胞就可以多存活些時間,因而有更高的機會等待血管疏通或擴張後的重新存活。

另外更由於MLB是強力的抗氧化合物複合體,這對急救後當血液再度供應灌流入細胞後,所必然產生的大量活性氧分子自由基的破壞,有清除及抑制的效果。這個功能也可避免心肌細胞因為長期缺血缺氧,產生自由基的破壞,而達到保護的功能。

於是丹參的MLB在對心絞痛、心肌梗塞以及心肌衰弱等方面相關疾病的預防及治療,有了最佳的作用策略及機制。那就是抑制住鈉/鉀離子幫浦酶,使心肌收縮力增大,藉以增加細胞間液流入,補充可能獲取的任何物質,並能減少能量(ATP)的耗用,以延長心肌細胞的存活時間。另外更加強清除因血液再灌流後,所產生的大量活性氧分子自由基,避免它們造成破壞,以保護心肌細胞。這樣協同作用的結果,除了可減少缺血細胞的壞死數量,更可有效防止鄰近細胞啟動自動凋亡的功效。

這些論點,從比較實驗動物的心肌細胞可明顯得到驗證,例如在梗

塞區壞死的心肌細胞面積較小，而且細胞內的結構如細胞膜、細胞核或粒線體等的損傷都較為輕微。

丹參對腦神經細胞的作用

大多數的中醫典籍，在談到丹參的作用時，大多會記載著「養血安神」這項功能，而且可用於治療煩躁不安、心煩失眠等症狀。就像在第二章所提到的，這個功能可能與腦神經及腦血管方面的疾病有關聯。

在發現了丹參的主要化合物MLB，對鈉／鉀離子幫浦酶具有抑制功效後，我們再深入探討這樣的機制，是否能對腦梗塞中風以及腦神經退化的病症預防與治療有幫助？這個答案不但是肯定，而且還出乎意料之外！

先解釋一下腦細胞的構造和神經傳遞的作用方式。大體的說，我們的腦細胞概略分為三類細胞（圖13），一類是腦神經細胞（包括神經元細胞，突觸細胞及感受器細胞等等），它們主要負責神經脈衝訊號的接收、傳遞以及處理等功能。

一類是神經膠質細胞（包括星狀神經膠質細胞，微神經膠質細胞，寡突神經膠質細胞等等），它們主要負責保護、包覆，並且提供營養給神經細胞以及扮演腦中免疫系統等功能。

另一類則是結締組織細胞（包括血管細胞、神經束管細胞及腦膜細胞等等），主要功能為輸送血液養分、支撐以及連結腦部構造的結構作用功能。

當血液由動脈運送及分流後，最後透過微血管以滲透的方式，來進行養分的供給與廢物的排泄。但由於腦部是身體最重要的中樞器官，不允許有任何「異物」侵入，必須要有像製造晶片工廠的無塵室設備一樣，來阻絕入侵者。

圖13 腦神經細胞分類

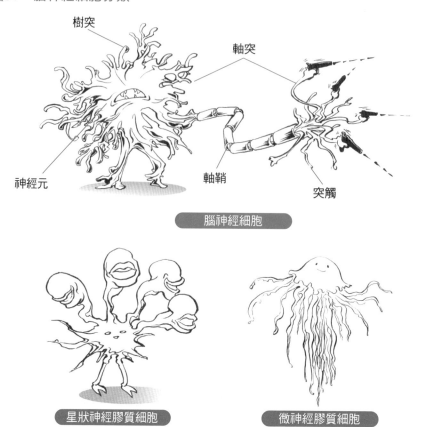

於是在腦部，除了微血管內皮細胞非常緊密的靠在一起以外，另外還再連接並包覆著星狀神經膠質細胞的觸角，而形成所謂的血腦屏障（Blood Brain Barrier，簡稱BBB）。大部分傳送到腦部的物質，都得先進入這些神經膠質細胞裡面，然後再傳送給神經細胞來使用（像古時宮廷太監需要先試吃後，才能呈送到皇上進食的情景一般）。當然，有些物質（小分子結構物）也可以直接通過血腦屏障，到達腦細胞間液內之後，而直接供應給神經細胞使用。

腦神經細胞如何傳遞訊息

　　腦神經細胞其實是種工作量非常大的細胞（有點像是大部分公司的主管），它們得要不斷的接受並傳遞以及處理各種訊息，來讓身體這部大機器或組織能夠不中斷的運行。由於它們使用一種特別的，製造電流並產生脈衝的工作方式來運作，以至於它們得要求並且消耗極大的能量。有趣的是這種工作方式，和我們發現丹參MLB的作用機制，有著密切的關係。

　　讓我們先看看神經細胞如何來傳遞訊息（圖14與圖14-1）。在一個尚未傳遞訊息的軸突神經細胞表面上，布滿著一開始是帶著正電荷的鈉離子。而相對的，在軸突細胞的內部，靠近細胞膜的表面，也布滿帶負電荷的離子，還有與它們相牽引的正電荷鉀離子（這時候，膜內外部的電壓差可以高達每公分105伏特）。這時當電位再高到某一臨界值時（也就是在離子聚集特別多的地方），在細胞膜上的鈉離子專一通道就會被迫打開，而在表面上密集的鈉離子就直衝而入細胞內。

　　這時鉀離子專一通道也隨著打開，讓細胞內的鉀離子蜂擁而出，這樣的一進一出，就「接近」形成了一個脈衝電波。

　　這裡所謂的「接近」是因為流出去的電荷（鉀離子），和流進來的電荷（鈉離子）還有一段差距。而太多的鈉離子，以及過少的鉀離子將不利於細胞，於是只有利用鈉／鉀幫浦酶來交換這兩種離子。

　　這些打出細胞的鈉離子，加上原來鄰近的鈉離子，又會形成另外一個高壓電荷，而迫使下一段的鈉離子專一通道打開，使得鈉離子又衝入細胞內，如此循環而形成一個波波相連的脈衝電流。

圖14 腦波電位圖

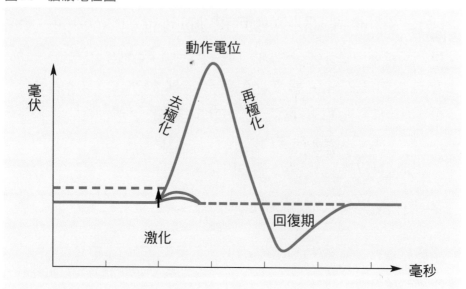

當神經元接受到刺激時，就會開始「激化」而形成動作電位。當細胞內頓時變成正價電荷狀態時則稱為「去極化」，緊接著將這種正電荷逆轉回負電荷的過程則稱為「再極化」，而當神經元恢復到未受刺激時的狀態則稱為「回復期」。這整個過程則形成一個腦波。

　　要在神經細胞中形成這一種特別脈衝電流的傳遞力量，這個鈉／鉀離子幫浦酶的功能就扮演非常重要的地位。據研究顯示每個神經元細胞表面，至少會有100萬個以上的這個鈉／鉀幫浦。而這個幫浦又是一個極耗費能量（ATP）的功能酶，在大腦有60%以上的能量是被這個幫浦所耗用掉。

　　當丹參的MLB可以對心臟裡的鈉／鉀幫浦酶產生抑制而達到強心作用時，對於大腦的鈉／鉀幫浦酶是不是也有類似的功能呢？於是研究小組又對各種不同的實驗動物之大腦皮質部分，純化提取鈉／鉀幫浦酶來測試MLB的抑制效果，結果發現丹參主要化合物MLB，對大腦的鈉／鉀幫浦酶有抑制的作用，而且隨著化合物的濃度增加，而讓這個幫浦酶的活性減低（意思就是增加了抑制力）。這個結果相當鼓勵我們研究小

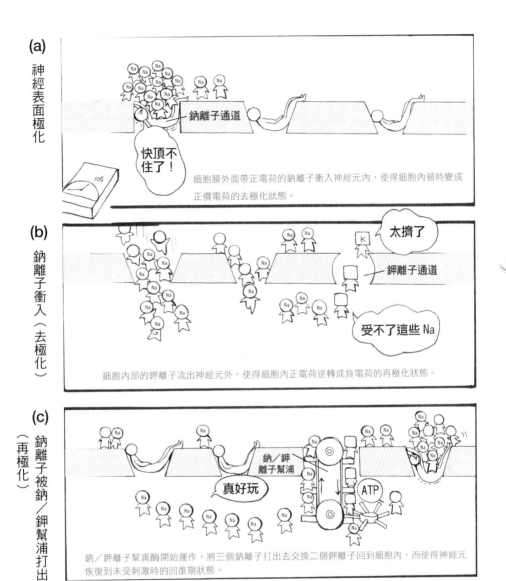

圖14-1　腦神經細胞電波傳遞及離子通道運作方式

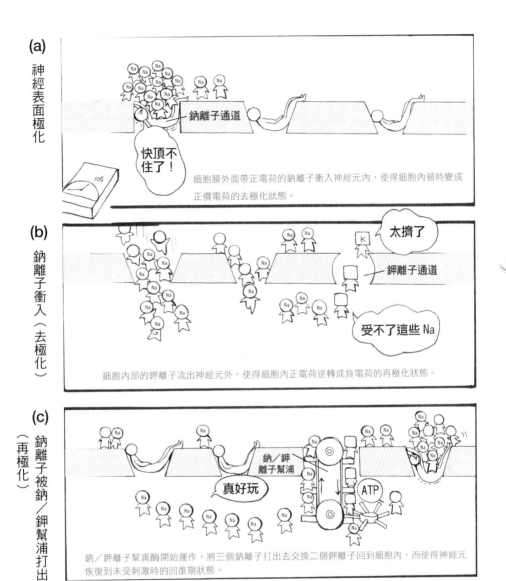

組，因為這似乎與前面所提的「養血安神」的功效有了交集。

更深一層探究之後，在文獻上發現，當處於缺氧狀態時，動物的腦細胞會產生一種低濃度而且類似強心劑的化學物質。這解釋了當動物體的腦細胞，在遭受極端環境狀況時（如缺氧缺血），為了減少能量的耗損，以及延長生存的機會，得設法將一些最耗用能量的機具設備，在不影響或威脅生存條件下降低使用的代償機制。

於是這個消耗大腦能量達60%以上的鈉／鉀幫浦酶，自然就是首要鎖定的對象。要讓它減低功率，只有局部地抑制它。於是便在細胞體內少量的製造並分泌些固醇類化合物，來抑制這個幫浦酶的運作，並減少能源（ATP）的損耗，以達最終延長生存時間的目的。

為了測試這個耐缺氧概念是否正確，研究小組用不同的方法模擬在缺氧的環境或條件下，看看實驗動物是否真的能利用這個機制而延長生存的時間？

答案是肯定的！餵食過丹參MLB的組別，在同樣環境條件下，明顯地延長了1.8至2.2倍的生存時間。而且適當劑量下的餵食組，呈現出最高的抗缺氧存活耐受力。

這個結果說明了丹參的主要化合物MLB，在缺氧條件下，可以以它對鈉／鉀幫浦酶抑制的效果，來減低能量的消耗程度，進而減少它對氧氣的需求程度。於是在同樣缺氧的條件下，它可以令動物體有更長的存活時間。在這個概念延伸之下，研究小組發現並鎖定，抑制這個鈉／鉀幫浦酶的作用機制，也可能對腦神經的保護，以及腦中風的預防及治療，有了全新而有效的方法！

固醇類強心劑的副作用

以往在科學與醫學界，對於腦神經細胞的保護研究方面，大多著重在探究幾種阻抗神經傳達的特殊神經細胞受器（如NMDA受器、AMPA受器或者鈣離子、鈉離子通道等等）這類的化合物作用機制及藥理。這些化合物原本大多是用來作為對抗癲癇症或驚厥症的藥物，後來也發現它們對保護神經有相當的效果。

只不過，這些藥物都有非常嚴重的副作用，最著名的例子，如默克製藥公司發展的MK-801（Dizocilpine），它在治療中風及腦神經退化上有很好的效果，但卻有引起精神錯亂及造成神經毒素的致命副作用，也因此沒能通過藥物執照的審核並放棄了這類藥物的開發。

然而，在最近這一年內，有幾篇重要文獻研究發現，用強心劑來抑制神經細胞鈉／鉀幫浦酶，竟然可以得到神奇的保護效果。

有個研究對1,200多種篩選過的化合物用一種最新發展的技術，來對腦切片樣本作快速的分析，希望能找出有效的腦神經細胞保護化合物。結果發現，除了幾種已知但有高危險副作用的實驗藥物外（如MK-801），其他就剩下三種化合物，能在模擬中風5至10小時後給藥，得到很好的效果。最重要的是，這三種化合物統統都是固醇類的強心劑！

這說明了，抑制鈉／鉀幫浦酶活性的這個機制，似乎是用來預防及治療腦中風，以及保護腦神經另一種最有效的方法。

但是固醇類的強心劑有很大的副作用，而且它們的代謝及降解非常緩慢，容易囤積藥性，在加上它們的化學結構性質不容易通過血腦屏

◎NMDA（N-methyl d-aspartate）是神經傳遞物質（麩胺酸）的一種受體。
◎AMPA（α-amino-3-hydroxy-5-methylisoxazole-4-proionic acid）是神經傳遞物質（麩胺酸）的另一種受體。

障，在實際的應用上有很大的障礙。

相對地，由於丹參的MLB結構，是一種酚酸類強力抗氧化劑，而且對腦神經細胞的鈉／鉀幫浦酶能有效的抑制，並且能快速的代謝降解成較小型的抗氧化物結構。更重要的是，丹參的MLB可以快速的通過血腦屏障。在如此多重「利多」條件下，讓研究小組非常感興趣地想去證明，它對動物活體「發生」腦中風時，能產生什麼樣的效果？

實驗的答案是：因為用注射方式給藥，竟然可以減少高達80％以上的腦部受損面積，而口服的方式給藥也可降低到最少50％以上的腦部受損面積。這個數字代表，我們已經有機會來幫助人們對抗現代人類第三大致死病症：中風。

這個實驗是將麻醉後老鼠的頸動脈短暫結紮，以造成腦血流供給中止，並在一段時間之後，再行鬆脫而讓血液能再次供應到大腦。這樣的動物模型，是目前世界上公認最能符合缺血性中風的模擬狀態，也就是所謂的腦缺血再灌流損傷的腦梗塞型中風的病症。

我們測試了預防狀態（前半小時給藥），以及治療狀態（放血後一小時後給藥）的各種可能效果，並在36小時之後，將它們的大腦取出做切片染色以及比對計算受損面積。其結果就像上面所述，即使是在放血後一小時，用強迫灌食方式給藥，也都能夠達到降低50％以上受損面積效果（圖15）！

有意思的是，如果進行血管結紮前先給予丹參MLB，將可大大降低中風後所帶來可怕的腦神經損傷（80％），也就是說，丹參的MLB可以有效地預防及保護腦神經細胞。

若再比較於血管結紮後，以相同給藥方式的條件下（腹腔注射），固醇類的強心劑和丹參的MLB，在降低受損面積的比率上有何不同？可

圖15　模擬腦中風之實驗鼠受損狀況比較

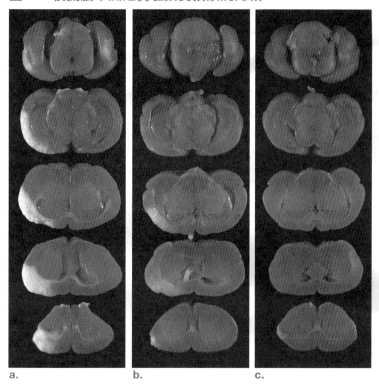

a.　　　　　　　　b.　　　　　　　　c.

實驗鼠頸動脈結紮一小時，再鬆綁，並在恢復血流一小時後以強迫灌食
方式給予實驗劑量
a. 灌食生理食鹽水之實驗鼠腦切片
b. 灌食1/10設計劑量的實驗鼠腦切片
c. 灌食設計劑量的實驗鼠腦切片

以明顯發現，丹參有平均80％以上的降低效果，而固醇類則為平均60％
左右的功效。

　　這時不禁讓人懷疑，除了抑制鈉／鉀幫浦酶的機制，可以對中風後
的腦神經細胞有保護功效外，丹參MLB是否還有其他的機制呢？而對鈉

／鈉幫浦酶的抑制機制，究竟如何來保護腦神經？還有丹參MLB既有治療的功效，又有預防的功效，那麼它們二者間的作用機制都相同嗎？

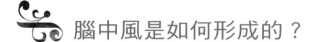

腦中風是如何形成的？

在進一步瞭解這些問題之前，先認識一下發生腦中風後細胞間的反應方式（圖16）。一開始，當游離血栓堵住了腦中某一處血管時，幾秒鐘之內，被血管堵住的後面那區域內的腦細胞群，其能量的生產及補給

圖16　缺血性腦中風之細胞破壞形成步驟

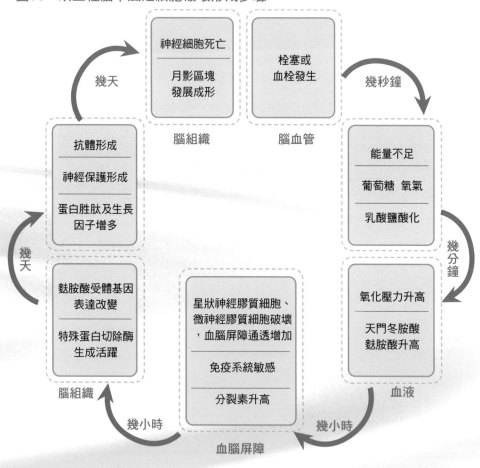

立即呈現不足現象（畢竟腦組織是個嗜「能」如渴的細胞群），再過幾分鐘之後，細胞內就開始生產一些壓力狀態下自動反應的氧化代謝產物出來，如麩胺酸（Glu）、天門冬胺酸（Asp）等等。如果還是沒有血液適時的流入，那麼在1至3小時內，腦內的神經膠質細胞，如星狀神經膠質細胞（提供神經元營養的細胞）以及微神經膠質細胞（腦內的警察細胞）便首先遭受損傷。

這時微血管壁上的血腦屏障也開始鬆脫，讓管內各種可用的物質快速地流入腦細胞間液內，這個動作，也讓腦內免疫系統激化起來（進入紅色警戒狀態），於是毒素及細胞分裂素，被大量釋放在這些受損區域，以作為第二線防護。

再過一兩個小時，如果救兵（血液）仍然不到，這時只有「犧牲小我，完成大我」了！也就是開始大量生產不同的分解酶，將一些已死亡或受損的腦中細胞，分解成有用的物質，以供其他在災區中的同袍細胞使用。

另外為防止外來異物的侵入，及內部細胞叛變造反，便放出一些識別系統（抗體）開始獵殺。幾天之後，當災區狀況每下愈況時，鄰近地區細胞就會決定執行一種特別的「撤守計畫」，將這條被堵住的血管影響範圍內的所有細胞中有用的物質，都撤離到更外圍的安全範圍細胞中，並且利用它們緊急生成新的血管網絡細胞，及新的神經細胞繁衍，而當這些動作接近完成後，這區域內的細胞則即行死亡。這個過程就是自毀程序，看起來雖是凋亡，但卻是浴火重生，新的開始！

一般當腦部臨時局部缺血時，細胞大多會自行調節功能，而減低能量需求。但是一旦血栓消失，或從旁邊的支流再度急速獲得血液時，細胞就會快速而大量的製造能量，以補給以前的不足。於是活性氧分子自由基也會急速的增加，並且活蹦亂跳地破壞細胞各處，造成更嚴重的二

次傷害。

另外當細胞處在惡劣環境條件下，會持續製造一些破壞性蛋白質（如Caspases），除了用來提供防禦使用外，還會啟動細胞進行計畫性的

圖17　腦梗塞中風之月影區圖像及形成的分子機制

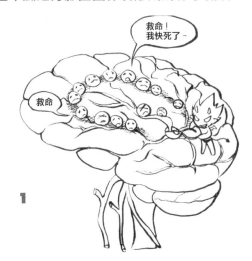

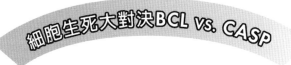

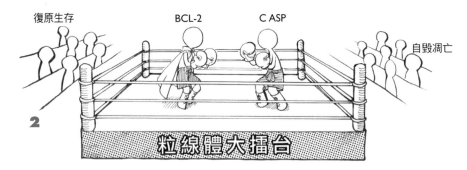

1. 腦中風的月影區域範圍
2. 腦中風的神經細胞凋亡分子機制

自毀程序。當然也會有些防止細胞自毀程序的蛋白質，會在某些條件下
被製造出來作為煞車使用（如BCL-2）。

當環境持續惡化而破壞性蛋白質超過某一界限時，細胞就會不可逆
地自毀破壞，這也就是在腦中風發生一週以後，在壞死區（幾小時內形
成）周遭的區域，會再形成一大塊腦細胞月影區（圖17）。這些細胞都
是自發性的自毀而死的。

 腦中風的治療機制

瞭解這些以後，我們便可以解答上面所提的那些問題了！首先因為
丹參MLB是一種具有強力抗氧化效果的鈉／鉀幫浦酶抑制劑。在中風發
生之後，它首先能對腦細胞中最大量的功能鈉／鉀幫浦酶做一些抑制，
而緊急的降低一些腦細胞對能量的需求。這個功能除了讓細胞能產生自
我保護的預備狀態外，更可將多餘的能量（ATP）傳送給能量匱乏或已
經受損的腦細胞使用。

接下來當血栓消除之後，大量血液湧入受損部位時，這些細胞將快
速的製造能量（ATP），同時也將有大量的自由基產物溢出。於是它的
強力抗氧化作用，可以消除這些自由基，保護這些受損細胞免於受到所
謂「再灌流」的二次傷害。

除了這兩個原因以外，還有一個非常重要的機制，可以保護腦細胞
不走上自毀凋亡這條路，那就是抑制鈉／鉀幫浦酶這個動作，竟然可以
大量製造出防止凋亡的蛋白質（如BCL-2）來。

由於丹參MLB具有上面這三項完整的保護方法，而固醇類的強心劑
卻少了對抗自由基的強大功效，這也是丹參MLB能比一般強心劑在實驗

中，對治療缺血性腦中風有更好功效的主要原因！

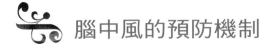

腦中風的預防機制

雖然丹參MLB對缺血性腦中風在預防與治療的功效上大致一樣，但是在生理機制上卻不盡相同。在預防概念下比較像前面所討論丹參MLB對耐缺氧功效一樣。

當丹參MLB已先行進入到任何可能受損的腦中細胞（這包括腦中的血液、血管以及所有的腦細胞）。於是假設當血液中有游離血栓流到動脈或微血管中而堵塞時，因為MLB的清除血栓功能，可以迅速的疏通或者減少血塊體積，因而降低中風的危險機率，此為第一層預防功能。

然而當血栓較大，仍然造成堵塞後部的腦細胞缺血時，這時則因為這些腦細胞已事先具有了抵抗缺能源及缺氧的耐力，亦就是比一般（沒有預防）的腦細胞，耗用更少的能量，因此在同樣缺血的條件下，它們可延續存活的時間將更長。而當血管疏通或旁支血管支援後，它們仍有較高的生存機率，此為第二層預防功能。

當身體溶血機制將血液疏通時，這時迅速進入的養分及氧氣再轉化成能量後，所產生大量的活性氧分子自由基，將造成更大的損傷，這時唯有依賴事先存在腦細胞中MLB強大的抗氧化功能，來清除自由基，讓腦細胞結構免於受到破壞，此為第三層防護功能。

最後，由於事先局部地抑制鈉／鉀幫浦酶，而引導腦細胞合成BCL-2這類抗細胞凋亡的蛋白質，進而抑制細胞在惡劣環境條件下，所產生的自動毀滅程序相關的基因表達（指相關蛋白質合成），這樣可以讓腦細胞不至於因中風這個訊息，而產生大量腦細胞凋亡（月影現象），此為第四層防護功能。

這些協同的防護機制與之前所提的耐缺氧功能是一樣的，但又和治

療的功能機制不同。

延長腦細胞壽命的秘密

　　前面所討論的這些防護機制，是從預防缺血性腦中風的角度來看。如果從延長腦細胞的壽命來探討，丹參的MLB是否有這項功能呢？要回答這個問題以前，先瞭解一下最近這幾年來，最尖端的分子生物科學界中，對於「延長壽命」這個議題的最新發現。

　　從1930年代至今，科學家們測試過了很多種類的動物（小至酵母菌大到猩猩），發現了一個共同的現象。就是當限制並降低實驗動物的卡路里攝取量時（約30％），這些動物的壽命竟然都比正常飲食者延長了約三分之一以上。

　　這樣的生物現象之謎，終於在2000年左右被兩組最尖端的實驗室所解開。原因就是當減低卡路里的攝取量時，體內主要製造能量（ATP）的新陳代謝機制（檸檬酸循環，又稱TCA循環）就會因而減緩（圖18）。由於有一種媒介物質（NAD^+，Nicotinamide Adenine Dinucleotide）在這代謝循環中，扮演著還原電子的必須而且重要的媒介，當這個大循環減量生產時，這個NAD^+存量也就相對增多（因為在細胞內的總量是相同的）。

　　重要的是，當它的濃度增高時，就會抑制一些和老化相關的基因表現出來；更重要的是它會讓一組叫做SIR-2（Silence Information Receptor-2）的蛋白質快速增生，而這個SIR-2的蛋白質，卻又是目前唯一發現而且確認可以延長壽命最重要的基因（或蛋白質）。這個SIR-2蛋白質的主要機制，是活化一種在細胞核內專門網紮摺疊DNA線軸的組織

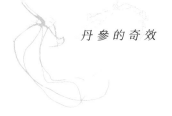

圖18　食物攝取與檸檬酸循環

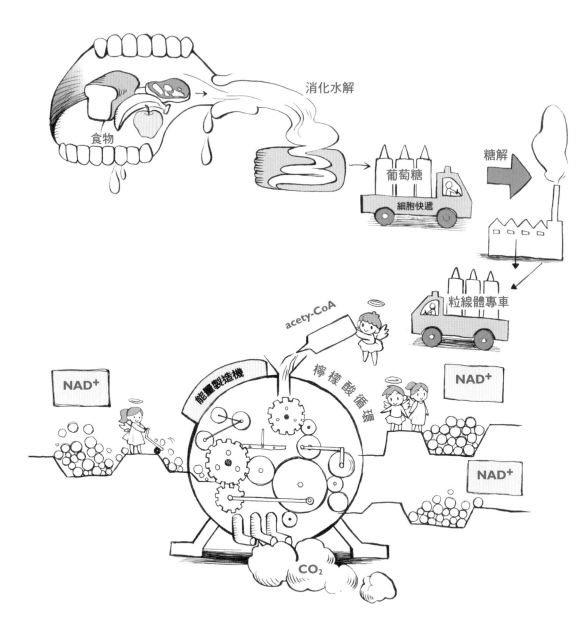

蛋白（Histone）（去乙醯化），進而可以讓這種組織蛋白，將某一區域的基因綑綁起來，防止這些基因被活化或被表達轉錄成蛋白質。

重要的是這些SIR-2的蛋白在活化組織蛋白時，必須利用NAD^+來共同作用，否則無效，而這個SIR-2蛋白質專門會去挑選一些和細胞老化或凋亡相關的基因或位置（如染色體末端區域）來抑制。以上在這些環環相扣的分子生物學發現中，直接說明了減少能量（ATP）的製造和需求，扮演著抗老化或延長壽命的最重要關鍵。

由於丹參MLB具有抑制腦細胞的鈉／鉀幫浦酶這個主要功能，而抑制後的副產品，就是能減少大量的能量（ATP）的耗用。這個結果會回饋給粒線體中的檸檬酸循環，減少能量製造。這時候細胞內的NAD^+濃度必然增加，進而啟動防止衰老的機制，讓腦細胞活得更久些！

以上所談的，僅止於一些特殊的基因表達和蛋白質合成，還有當製造能量的循環減緩時，有害的副產物如活化氧分子自由基之類的物質也就大量的降低，直接減少細胞的損壞凋零。

另外，由於丹參MLB本身就是個強大，而且能多重清除自由基的酚酸類化合物，因此它可以大大地減少細胞受到自由基的破壞，免除老化的威脅，是延長細胞生命長度的另一種最佳手段。

最後，MLB自身因為抑制鈉／鉀幫浦酶時，會產生一種BCL-2的蛋白質生成，這類蛋白質是另一種抑制細胞自毀訊號的最重要蛋白質，說明了MLB也可防止自我凋亡而讓腦細胞長壽一些。

以上所談，證明MLB從延長生命長度、減低自由基產生、多重清除自由基的特質，以及防止自我凋亡這四種機制共同作用下，讓腦細胞延長壽命！

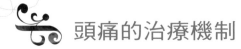

頭痛的治療機制

由於丹參MLB能對腦神經細胞的鈉／鉀幫浦酶有抑制作用，也就是說，它具備調節神經脈衝所產生的不正常電流能力。而這項能力，也正是治療及預防偏頭痛的主要方法之一。

長久以來，頭痛的病理機制一直無法確定。主要是因為造成頭痛的因素有許多種類，而頭痛及偏頭痛似乎是一種複合性的病症警訊症狀。一般造成頭痛或偏頭痛的成因，分為危險因子及非危險因子。

在危險因子中，一般為腦出血、腦梗塞、腦腫瘤以及腦炎等等。這些因子因為造成腦細胞區域直接的破壞，導致腦細胞啟動發炎機制以及自毀機制，造成神經細胞間相互傳導的電流在此集中並且中斷。巨大的離子電壓，讓電波不規則的忽高忽低。這類頭疼現象因為屬於明顯的病灶形態，解決之道應在於病症的治療，並非頭痛的症狀減緩。

而非危險頭痛（原發性）因子則包括肌肉緊縮型、血管失調型、荷爾蒙失調型、神經壓力失調型以及神經受器失調型等因素。不論上述何種形態因子，在以往都認為與三叉神經發炎或血管的不正常擴張有關。理由是腦部的疼痛中樞被活化，並製造血清張力素與正腎上腺素等等神經傳遞物質，而這些化學物質使得包覆腦部的腦膜血管擴張，導致血流量增加。血管擴張時，也拉動血管周圍的神經。而這些神經，輪流地將訊號傳遞並活化三叉神經系統，導致這類神經釋放大量神經發炎的胜肽因子，最後讓腦部造成頭痛現象。

不過最新的腦細胞核磁造影的科學研究，卻打破以上這類推論。新的研究發現，當頭痛及偏頭痛被觸發時，腦神經細胞在大腦的後部突然

發出大量的電脈衝，經頭頂再傳到腦幹細胞中，而因為重要的痛感中樞正好就在腦幹部分。這種強力電脈衝，就像是一顆石頭被丟進湖中一樣，形成不斷漣漪般的高能量電波，而激起陣陣頭痛。在數分鐘之內，血流大增，並持續到脈衝波消退，而讓血流減少為止。

這種最新的推論，確實符合了許多治療偏頭痛有效藥物的機制，如某些治療癲癇症的藥物，它們正是能以抑制神經傳遞間隙的細胞膜受體（NMDA）為手段，以達到降低神經傳導速度。只是有些藥物會有不好或致命的副作用產生（如情緒憂鬱低落或狂想幻覺產生）。而固醇類的強心劑也常被用來治療有偏頭痛症狀的心臟病患。現在得知，原來是由於它可以有效降低過大脈衝電流所致。

這類研究結果，也帶給我們研究團隊無比信心。因為丹參的MLB在許多的人體使用經驗資料得知，它能有效預防及治療頭痛及偏頭痛症狀，這和我們的人體先導試驗結果相同。志願的使用者在偏頭痛發生時，使用丹參某一劑量，在15至20分鐘左右便完全消除頭痛症狀。另一組經常患有頭痛的志願使用者，在定期使用所給予的劑量期間，並沒有頭痛的情形發生。

這種效用的因素，主要就是丹參MLB的抑制鈉／鉀幫浦酶功能所發揮的作用。因為局部抑制鈉／鉀幫浦酶，可以減緩鈉離子濃度運送出細胞膜外部的速度，於是將電脈衝的波長加大，因而減小振幅並降低傳送頻率。也由於這樣的機制，可以讓頭痛時所產生的不正常強大脈衝電波，迅速減弱並調節至正常狀況。

當我們回顧傳統中醫藥典籍時，可以發現丹參有「安神」這個功效，就是有「安定神經」的功能。現在再經由研究發現，其真正的生物機制後面，原來還蘊藏著這麼重要的理由。這並且說明了丹參MLB除了

預防及治療頭痛或偏頭痛這個人類生物反應外，還可以延伸到調解腦神經亢奮或思緒煩躁等非病徵的生理現象。

現在透過腦部核磁造影的研究技術，已經知道大腦的運作方式就是不同神經單元，在同時以不同脈衝電流交替作用下所產生的「運算結果」，有一點點類似電腦CPU運算模式的概念一樣。當過多或過大的電波交集於某一區域時，會造成共振或減振的不穩定情形，輕一點的結果，可能產生亢奮或思緒煩躁等現象。當再加大這種電波交集的混亂時，便有可能產生頭痛、偏頭痛等的「過熱」反應。如果「體質較差」或持續這種形態的思考運作的話，就可能產生像是武俠小說裡「走火入魔」的精神異常狀態了。

丹參MLB的鈉／鉀幫浦酶抑制功能，可以因為抑制而微略地減慢電波速度（週期），進而達到調節思緒免於混亂的功效。再加上因為抑制這個耗能的幫浦酶而減省下的生物能量（ATP），可以透過訊息回饋的反應讓神經細胞不至於「過熱」而造成傷害。這就是丹參安定神經的意思，也是古籍中一再強調的「安神」功效了！

丹參對血管細胞的作用

在大多數的中醫藥典籍裡，都曾記載著丹參有活血祛瘀及涼血消癰的功效。用白話來說是活通血液、消除血管內瘀塞以及減少血管血液發炎因素，並消除膿腫等功效。

如果進一步用現代醫學的觀點來看，這些功效似乎直接地連接到心臟及血管的病理系統，因此，我們將介紹丹參在血液細胞中的三種主要作用機制。

粥狀硬塊的形成

　　首先第一種機制與「消除血管內瘀塞」的功能有關。這就得從現在飲食過剩，與運動代謝不足的不平衡談起了。當油脂類食物攝入體內後，會由小腸分解成三酸甘油脂，並且結合某種特別蛋白質和少量的膽固醇等物質，組成一種叫做乳糜微粒的球體。這些複合的蛋白球體會帶領這些油脂到某些肝臟細胞內，製造成低密度膽固醇（LDL），再傳遞給其他區域的肝臟細胞，再加工利用成固醇荷爾蒙等重要元素。

　　然而當這些LDL的製造量超過肝臟的需求時，就會直接放出到血液內流動循環，於是血管裡的LDL濃度也就因此提高。就如同前面所介紹過「雪山隧道」的比喻一樣，我們的血管基本上是個封閉的循環組織，而在這樣的封閉管狀系統裡最常見的，就像隧道裡常常龜裂漏水或滲沙一樣，讓血管管壁細胞遭受損害。而這種破壞形成的主要原因，就是存在血液中不同濃度的活性氧分子自由基（圖19）。

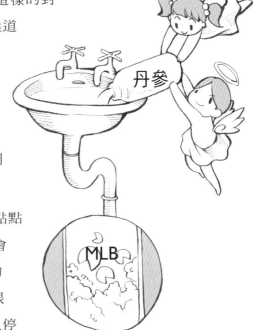

　　於是當血管壁內膜遭受一點點破壞後，它的通透性和屏障就會有些許改變。這時當高濃度的LDL滯留在血管中時，LDL便很容易地進入到血管的內膜，而且停

圖19　血管粥狀動脈之形成順序

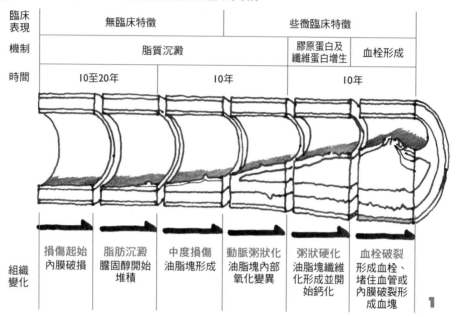

臨床表現	無臨床特徵			些微臨床特徵	
機制	脂質沉澱			膠原蛋白及纖維蛋白增生	血栓形成
時間	10至20年	10年		10年	
組織變化	損傷起始內膜破損	脂肪沉澱膽固醇開始堆積	中度損傷油脂塊形成	動脈粥狀化油脂塊內部氧化變異	粥狀硬化油脂塊纖維化形成並開始鈣化	血栓破裂形成血栓、堵住血管或內膜破裂形成血塊

1

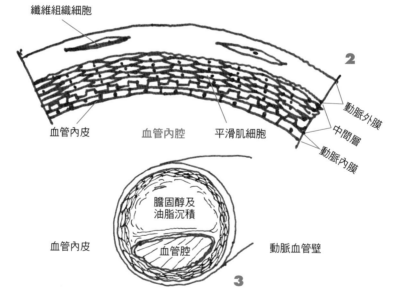

纖維組織細胞

動脈外膜
中間層
動脈內膜

血管內皮　　血管內腔　　平滑肌細胞

2

膽固醇及油脂沉積

血管內皮　　血管腔　　動脈血管壁

3

1. 血管粥狀硬化形成順序
2. 血管組織構造
3. 血管粥化硬化斷面圖

留在內膜層與中間層之間（畢竟這兩層細胞性質完全不同）。

由於低密度膽固醇離開血液後，便無法受抗氧化物質的保護，而且在受過損傷的內膜層下的空隙環境中停滯藏匿著，很容易受到活性氧分子自由基，及中間層細胞抵抗機制的壓力釋放而氧化修飾，進而形成所謂的氧化型低密度膽固醇。不幸的是，當這種變性的氧化型低密度膽固醇產生時，被撐開的血管內膜細胞就會製造很多求救訊號（如XX-CAM, MCP-1等），請求派員支援修護（圖20）。

這時候，類似警察及修護單位的免疫系統，就會派一組身材較小的單核白血球細胞，鑽到事發現場來調查支援。但是由於這些LDL愈積愈多，並且氧化地愈來愈糟，於是這些調查支援的刑警就不得不變臉，將自己變成鎮暴警察般的巨噬細胞，並把這些氧化的LDL吞噬毀滅。當然它自己也會因為「吃太多」而「因公殉職」，遺骸久留在內膜層下方，形成所謂的泡沫狀組織。

更糟的是，這些內膜層因而愈撐愈向血管內部，而且組織愈來愈不緊密。這些因素導致更多的低密度膽固醇輕易進入，相對地也吸引更多的白血球細胞進入。於是一而再，再而三的變臉、吞噬而形成泡沫細胞累積，再加上結締組織的增生與補修，形成所謂的「動脈粥狀油斑」。

所以嚴格地說，動脈硬化的過程，就是一種血管長期發炎機制的過程。時過境遷，當這樣的粥狀過程持續下去時，舊的油斑就會開始纖維化及鈣化（有點像化石形成），形成動脈粥狀硬化塊，而愈來愈大的動脈硬化塊，則造成血管阻塞及狹窄的現象。

由於這種硬化塊主要是以血脂肪結合膽固醇而成的不穩定結構。當所含的膽固醇成分過多時，這些硬化塊容易發生破裂脫離而形成栓塞，

圖20　血管粥狀硬化分子訊號順序

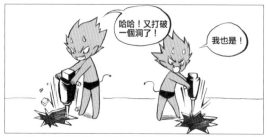

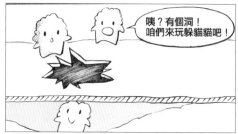

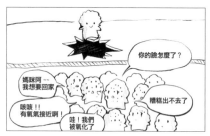

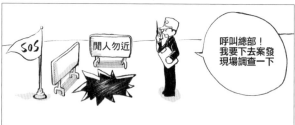

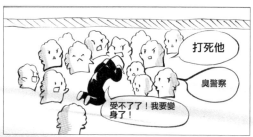

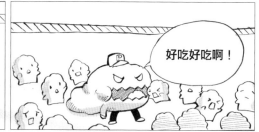

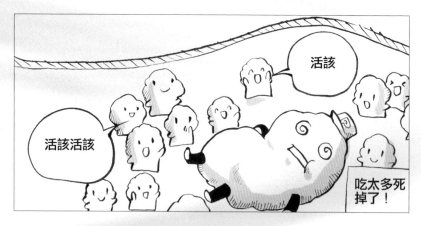

引起心肌梗塞或缺血性腦中風，另外也因為硬化的血管已失去彈性，而造成出血性腦中風等致命病症。

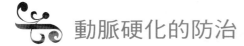
動脈硬化的防治

丹參的主要化合物MLB，可以在整個動脈硬化形成的過程裡提供多重的防禦及解決機制。首先，丹參MLB可以利用它強大的抗氧化功能對所有血管的內膜層提供保護。這個機制可大大地減少血管中充斥的活性氧分子自由基產物，在流經管壁時所造成的隨機破壞。

如同前面所提，每當內膜細胞受到攻擊而損毀時，細胞內部就需要比平常使用更多的物質（包括類固醇及脂質）來提供修護的工程，也因此造成LDL侵入的契機，及往後動脈粥狀硬化的開端。如前面章節提到的酚酸類結構的MLB，是由多種抗氧化分子聚合而成的化合物，它具有相當多的氫氧基（－OH），可捕捉到血管中游離的自由基產物，中和成水分子。

另外，由於MLB的快速代謝作用，使它可以變成3至4種較簡單的酚酸類抗氧化物，重新捕捉更多的自由基。這樣的理論，可以從動物實驗的研究結果得到證實。餵食丹參水萃物的膽固醇白兔，在六週內，腹腔主動脈之膽固醇沉積量減少了50%。另外還有很多的動物實驗或生化研究發現，丹參的MLB可以有效地抑制或抵抗Ca^{2+}誘發的LDL氧化作用，進而讓這些藏匿的LDL含有較高量的維生素E，以免除LDL再受到「二次傷害」。

接下來的問題是，如果這些藏匿於血管內膜層下的LDL，突破防護網而被氧化時，丹參還能奈它何嗎？答案當然是可以的（圖21）！當LDL被催化而氧化之後，血管內膜細胞會偵測到，並且開始製造一些信

圖21　丹參的MLB抑制動脈粥狀硬化的分子作用方式

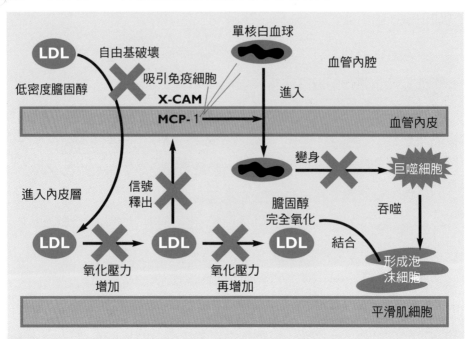

號來召喚免疫系統的救援。而且這類信號包括在細胞外吸引，並黏著白血球進入的蛋白受體（VCAM），以及提供白血球攻擊位置的單核球趨化蛋白（MCP-1），還有讓這些單核白血球「變身」為巨噬細胞的催化素。這些信號大量的製造，就代表著內膜細胞已經抵擋不住下面氧化過的LDL威脅，決定以「死」赴義的自毀機制。

　　丹參的MLB就像前面章節裡所提到的，能透過抑制鈉／鉀幫浦酶的作用而產生一種防止細胞凋亡或自毀的機制，包括因為省能而增加胞內NAD$^+$的濃度，而讓像SIR-2這類的蛋白質增多，或者直接的告訴細胞核內，多生產些BCL-2的蛋白質。這兩類蛋白都能有效的抑制細胞走上絕

境，不但能抑制細胞內的自毀，也能避免產生發炎的機制，而讓殺手細胞來消滅。

許多最新的分子研究結果，證實了上面的理論，包括丹參MLB，能明顯地降低內膜細胞體外的單核球黏著蛋白（VCAM-1）的生產，以及大量抑制單核球趨化蛋白（MCP-1）的釋出。另外還能減低一種讓單核白血球細胞「變身」催化素（TNF-α）的分泌。再加上丹參MLB能明顯地增加細胞內BCL-2這類防止凋亡蛋白的合成等等，以防止內膜細胞走向發炎的「絕路」。

而這些分子實驗的證明，也符合所有的動物實驗和人體臨床結果，那就是：丹參MLB可以非常有效地預防並治療動脈血管粥狀硬化。

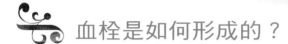 血栓是如何形成的？

丹參在血管細胞方面的作用，除了上述防止血管動脈硬化的功能以外，還有消除血栓或抗凝血的功能。而這項作用卻和前面防止血管動脈硬化的機制大不相同！

當任何一處的血管破損時，血管和血液就發揮了協同作用，迅速的啟動止血（凝血）的機制。首先，血管的平滑肌細胞（中間層）立刻在損傷傷口處收縮，以減少血液流失。再來便是血小板聚集並黏結在破損處，形成血栓堵住缺口（就像是浴缸底的橡皮塞子一樣）。這項動作看似簡單，其實牽連到幾十項重要的關卡所做的層層檢核動作（圖22）。

過程就是先到達傷口處的血小板，會分泌出一些特別的膠原蛋白，先黏著在血管內膜的底層處，並且釋出一些化學物質，讓更多的血小板活化成可工作的細胞（有點像是職前訓練）。然後眾志成城地，吐出一

圖22　血栓形成機制與丹參的作用

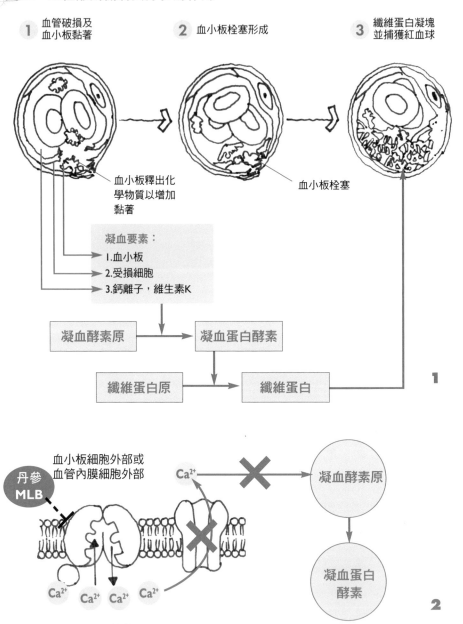

1 血管破損及
血小板黏著

2 血小板栓塞形成

3 纖維蛋白凝塊
並捕獲紅血球

血小板釋出化
學物質以增加
黏著

血小板栓塞

凝血要素：
1.血小板
2.受損細胞
3.鈣離子，維生素K

凝血酵素原 → 凝血蛋白酵素

纖維蛋白原 → 纖維蛋白

1

血小板細胞外部或
血管內膜細胞外部

丹參
MLB

Ca^{2+} → 凝血酵素原

凝血蛋白
酵素

Ca^{2+}　Ca^{2+}　Ca^{2+}　Ca^{2+}

2

1. 血管破壞後之凝血機制

2. 溶血的分子作用機制與丹參MLB之抑制方式

些物質（如醣蛋白、纖維素、維生素Ｋ和膠原蛋白等等）來堵住缺口。要變成活化的血小板搶救大隊，必須先將自己儲存的鈣和磷脂貢獻出來，並且讓細胞表面成為帶負電荷狀態才能勝任。

當然除了血小板以外，其他如血漿及血管本身也要共同參與配合，這和血小板類似，也就是牽連到幾十項關卡，一層層地向下發出動作。簡單的說，血漿中會釋放出纖維凝結蛋白，綁緊血小板凝塊，讓血塊更緊密堅固。

還有在血管的內膜細胞，也會製造一種獨特的凝血激素，並且釋放出它們珍藏的鈣離子及磷脂質來固化這塊區域，同時還得加緊製造新的血管細胞以復原傷口，在這幾種通力合作下，凝血及復原的緊急任務就先告一段落了！接下來的問題是，這些血塊該如何處理？

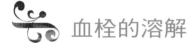 血栓的溶解

這個溶解血栓的程序，和上面所說的凝血機制之間的關係，是既對立又緊密的狀態。其實當凝血的工作如火如荼的進行時，在肝臟細胞裡就已經悄悄製造，並釋放一種還沒被活化的纖維蛋白分解酶，到凝血塊附近徘徊著。

當凝血的動作完成時，受損部位旁的血管內膜細胞，便會分泌一種叫做組織纖維激酶（tPA），來活化這個組織蛋白分解酶（圖23）。同時，腎臟也會釋放相同功能的尿激酶，來加速幫助活化這個分解酶。這時被活化的纖維分解酶，就會大量的切斷綁住血栓上的蛋白纖維，而周遭的內膜細胞也會跟著排出一些氧化氮的物質，讓血管與血栓鬆脫。於是殘留的小型廢渣，便隨著血液運送到肝臟與腎臟再處理或排除掉！

圖23 血栓溶解機制與丹參的作用關係

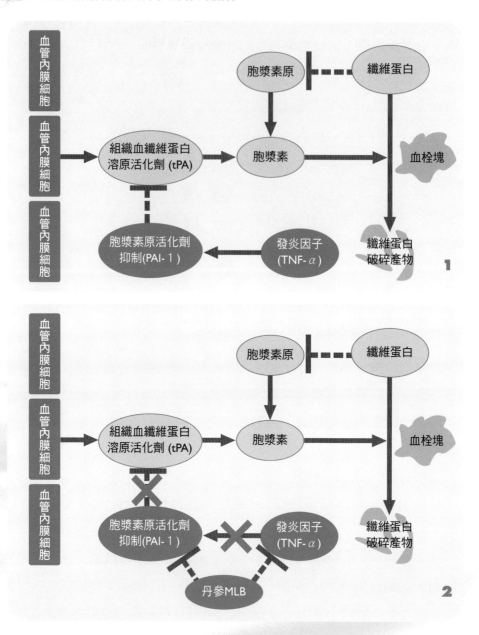

1. 血栓溶解的分子作用關係
2. 丹參MLB對血栓溶解的促進方式

由於凝血的結果可能造成大量的血栓形成，直接威脅生命安全！而組織纖維溶解的結果，也可能令我們身體受損時無法修復，而直接致死，所以這兩者間便相互牽制而且需要經過層層的關卡才能啟動！

丹參對血栓的破壞

丹參的主要化合物MLB，可以局部的抑制上面血栓形成的過程，並在血栓溶解的過程裡提供更有效率的補強措施。

如前面幾節所提，因為丹參MLB具有抑制鈉／鉀幫浦酶的功能，而這個抑制的動作，可以讓細胞內的鈉離子濃度稍微地升高一些，而這個結果也讓鈉／鈣離子交換通道的交換速率，相對減緩下來。原因是細胞內較高的鈉離子濃度，讓外面要交換的鈉離子進不來。相對的，細胞內的鈣離子也是處於准進不准出的狀態中，這樣的結果造成細胞內的鈣離子濃度比細胞外的濃度大（圖22）。

就如前面所提到的，當血小板及血管內膜細胞要啟動凝血栓的動作時，必須提供出足夠的鈣離子到細胞外，來做凝血材料的使用（有點像混凝土中的水泥一樣重要）。於是在條件不足的情況下，這血栓的凝結過程和品質也就相對打了些折扣（像是偷工減料一般）。這意味著這個勉強成形的血栓，當需要溶解時將很容易的被分解消化。

有個研究是使用幾種抗凝血的天然化合物，對血小板凝結能力作比較分析，結果發現在丹參MLB作用下，血栓剪力特別低（意思是較易溶解破碎）。這項丹參抗凝血的作用機制雖然有直接的效果，但是並不抑制到失去凝血的功能，畢竟凝血作用是另一種身體防禦保護的重要機能。而丹參的快速代謝作用的特性，卻可以保證讓血塊的「品質不良」較易分崩消化。

有些強力的抗凝血劑，如沃法令（Warfarin）是透過抑制維生素K的形成而抑制凝血過程，所以很多研究報告指出，當病患長期使用這類抗凝血劑時，應小心使用丹參的產品，畢竟這兩者都有抗凝血的功用。

丹參MLB除了抗凝血的「被動」機制之外，是否能有促進溶血栓的主動功能？畢竟在血液中的游離血栓，才是心臟及腦血管緊急疾病的主因。答案是「肯定的」！

防治心血管疾病的良藥

就如前面一節所提及的，由於丹參MLB的抑制鈉／鉀幫浦酶的作用，可以大量地節約能源耗用（ATP），相對讓細胞內的NAD$^+$濃度增高，因而啟動了防止細胞自毀與凋亡的基因或蛋白質（如SIR-2, BCL-2等）。這些蛋白質會抑制住引起發炎的機制，以及因而釋放出來的毒素或訊號（如NF Kappa-B）。

當我們血管破損受傷時，身體反應裡除了立刻封住破損以外（凝血機制），還要派遣防禦部隊加強守護（免疫機制），以免讓外敵乘火打劫。這時在這災區附近就充滿了像警犬般小分子（如TNF-α），這些分子除了幫忙抓賊以外，還要幫忙生產一些防止破壞血栓形成的物質（即溶解血栓的物質），以利整個防禦工事的推動。

於是從上面這一連續的事件層層而下，結果就是丹參MLB有加速血栓溶解能力的主要原因。我們從生化研究的結果發現，丹參MLB能明顯地抑制內膜細胞產生的發炎因子（TNF-α），所引起的纖維溶解蛋白抑

制酶（PAI-1）的合成。相對的，纖維蛋白分解酶就會大量的被活化，其結果使血栓溶解能力快速提升（圖23）。

　　丹參MLB這種溶解血栓的功能，在許多的動物實驗和人體臨床結果中也被重複證實過。所以從血栓的製造及溶解的功能來看，丹參的MLB可以分別從抗血栓形成，軟化血栓結構，到促進血栓的溶解這些不同過程或步驟中，以它獨有的鈉／鉀幫浦酶抑制效果，透過特別的機制而達成。所以，丹參MLB可以非常有效地用來防禦及消除血管內不正常血栓的產生，也難怪它常被用來作為防治血管疾病的良藥。

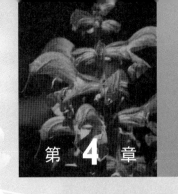

第 **4** 章

心腦血管疾病的治療

瞭解丹參在細胞上的作用後，它在身體各器官上能有什麼幫助？要瞭解這些之前，先簡略探索一下幾種病症的病理特徵，和現有藥物治療的方法。

心臟的基本構造和功能運作

　　心臟是由心肌細胞、纖維組織與血管交結而成的一個器官。大體來說可分四個腔室，即左心房、右心房、左心室及右心室（圖24）。左右心房的外壁較薄，主要用來蒐集由靜脈系統回流的血液，而以房中隔分隔開來。

圖24　心臟結構示意圖

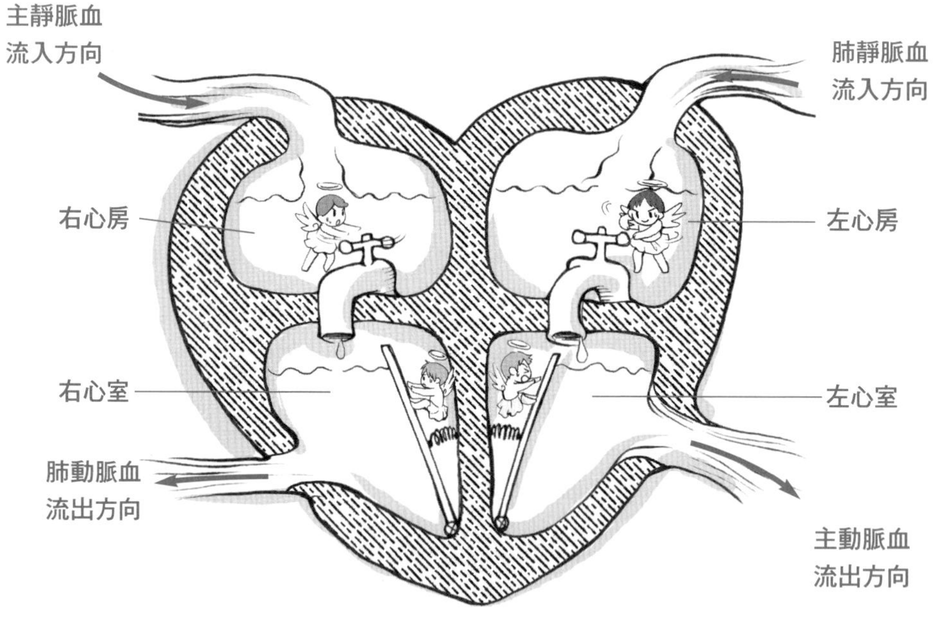

主靜脈血
流入方向

肺靜脈血
流入方向

右心房

左心房

右心室

左心室

肺動脈血
流出方向

主動脈血
流出方向

左右心室以室中隔分隔，其心肌壁較厚，主要藉由心肌細胞協同地以強而有力的收縮，將心房流入的血液射到動脈系統，可說是身體所有循環的原動力。若心肌有問題，將影響其收縮力，並造成血液循環不足，難以應付其他器官正常運作的需求（稱為心臟衰竭）。

心房與心室之間有一個瓣膜，藉以區分血液的流向，使血液不致逆流回到心房。右側的瓣膜有三瓣，稱為三尖瓣；左側則只有兩瓣，稱為二尖瓣。由於其形狀頗似教堂裡僧侶的帽子，所以也稱僧帽瓣。此外，左右心室分別與主動脈及肺動脈之間也有類似的瓣膜存在，以防止血液逆流，分別稱為主動脈瓣及肺動脈瓣。

這些瓣膜的完整性對循環而言非常重要，若有病變（如風溼性心內膜炎）會導致開啟不暢（稱為狹窄），或關閉不完全（稱為閉鎖不全或逆流），如果持續惡化，會引起一連串變化而造成心臟衰竭。

心臟是一個很神奇的器官，它是身體活動力的泉源，每天24小時不停的以每分鐘60至100次規律地跳動著，藉由與它相連的動脈、靜脈與微血管所形成的循環系統，負擔全身各器官系統的活動，牽一髮而動全身。只要心臟一停止跳動，人便會在短時間內死亡。要持續扮演這麼重要的角色，必須有絕對精密的幾種系統交替協同運作才行，這些系統就像是我們所住的房子一樣，要有電力、水（血液）以及電信（神經及內分泌）等系統才能運作。

●電力系統：心臟就像是一個冷氣或冰箱的壓縮機一樣，經過精密的設計，可以讓心室肌肉定時收縮或擴張休息，以儲備能量作為下一次收縮之用。

心室收縮有一種「全或無」的特點，簡單地說，心室的肌肉細胞，不是全部收縮就是全部休息。要達到這種萬眾齊心的效果，就要有一套

傳遞訊號的裝置（稱為心臟的傳導系統），將信號（微量的電流）經此系統傳至所有心室的細胞，以達到整齊劃一的收縮動作。另外，這項信號傳遞會在心房與心室交界處稍事停留，好讓心房的血液能在心室收縮的前一刻流進心室，從事最有效的收縮。

一般來說，心臟的傳導系統包括信號原始起點的竇房結、心房內傳導束、房室結及心室內的傳導束等。心室內傳導束又分為希氏束及左右束支，再細分布到各個心肌細胞（圖25）。這個傳導系統中的任何部位發生問題，均會導致各式各樣的心律不整，包括起搏障礙與傳導障礙。

●血液供應：心臟除了類似壓縮機般具有機械功能外，也極耗用能源。由於它本身也是一個肌肉組織，尤其是左心室強而有力的心肌系統，更是所有動力的來源，因此它需要有自己的循環系統來大量供應氧氣與養分，並將新陳代謝所產生的廢物帶走。

心臟的血液循環包括動脈與靜脈（圖26），以及布滿於心肌內的微血管。其中以動脈系統最重要，包括左右兩條動脈及其分支。由解剖學上來看頗像是一頂皇冠，所以為冠狀動脈。左冠狀動脈從主動脈分出後不久即分為兩支，分別稱為左前降支與左迴旋支。前者沿左右心室的中間前進生長，主要供應血液給心室中隔及左心室前壁，後者則供應左心室後側壁血液。而右冠狀動脈除供應右心室外，也供應左心室的下壁及一部分心室中隔。

這些動脈若發生問題（最常見者為動脈硬化所導致的冠狀動脈病），使遠端的血液供應不足，就會引起心肌缺血，甚至壞死（稱為心肌梗塞）。這就是我們常說的冠心病了。至於心臟的靜脈系統，大抵沿著冠狀動脈分布，最後匯集到冠狀竇，再流入右心房。

圖25　心臟電力傳導方式

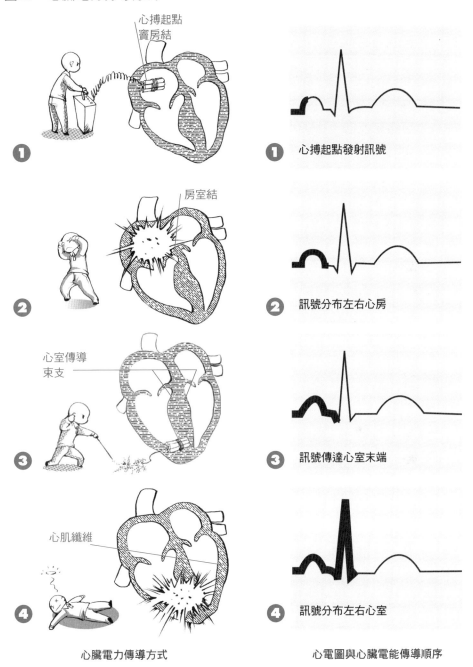

心搏起點
竇房結

① 心搏起點發射訊號

房室結

② 訊號分布左右心房

心室傳導
束支

③ 訊號傳達心室末端

心肌纖維

④ 訊號分布左右心室

心臟電力傳導方式　　　　　　　心電圖與心臟電能傳導順序

圖26　心臟之血液系統圖

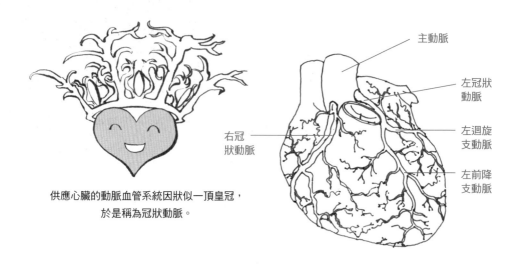

主動脈

左冠狀
動脈

左迴旋
支動脈

左前降
支動脈

右冠
狀動脈

供應心臟的動脈血管系統因狀似一頂皇冠，
於是稱為冠狀動脈。

●神經及內分泌調節：心臟收縮功能的快慢，大都受到神經與內分泌系統的調控才能穩定地進行，以適應環境及生理循環所需。譬如，夜間睡眠時，心跳數下降，醒來時則加快。遇到緊急狀況時，能發揮身體的功能極限，以應付危險等。

　　一般來說，心臟沒有感覺及運動神經，只有自主神經系統分布其間，包括副交感神經（主要為迷走神經）及交感神經。前者使心跳變慢，後者則使它加快，並加強收縮力。

　　身體的內分泌器官，如甲狀腺與腎上腺，其所分泌的激素會直接經由血液循環送到心臟，以從事調解心臟活動的功能。有趣的是，心肌細胞本身也會分泌一些激素來作部分調解，若分泌量過多的時候，還可經由血液流到腎臟或肺臟調和全身的功能。

心臟疾病的介紹

　　以下將介紹一些與心臟有關的重要疾病,而這些疾病的預防與治療,又與丹參的作用機制有著緊密關聯!

心絞痛

　　心絞痛也就是一般所稱的狹心症,其原因主要是由於冠狀動脈發生粥狀動脈硬化所造成血流阻塞,使得供給心肌的血液及氧氣不能滿足心肌的需求量,所發生暫時性缺血所引起的症候群。

　　症狀:心絞痛的患者大約有五分之四為男性。典型的患者年齡為45至60多歲,通常患者的前胸會有強烈的受壓迫感、灼熱感、緊悶透不過氣或窒息等等,讓身體感到不舒服及焦慮。這種不舒服的感覺常伴隨體力活動,或情緒緊張時發生,而在休息過後便會消失,這類病症發作時,在病患的心電圖會發現ST間斷部分(T波正前方)會明顯降低(圖27、29)。而在非發作時,

圖27　心絞痛與心肌梗塞的心電圖形

(1)
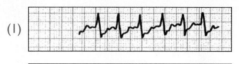

(2)
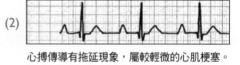
心搏傳導有拖延現象,屬較輕微的心肌梗塞。

(3)
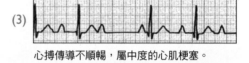
心搏傳導不順暢,屬中度的心肌梗塞。

(4)
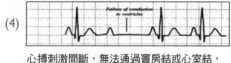
心搏刺激間斷,無法通過竇房結或心室結,屬於中高嚴重的心肌梗塞。

(5)
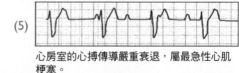
心房室的心搏傳導嚴重衰退,屬最急性心肌梗塞。

(1) 為心絞痛的一般心電圖型
(2) 至(5)為心肌梗塞的心電圖表現

心電圖多半正常，主要是因為血管內的粥狀硬塊還不算太大，而當運動時因血流增加才會出現的特徵。

現有藥物：凡是可以增加血液及氧氣供應量或減少氧氣需求量的藥物，理論上均可用來治療心肌缺血及心絞痛。如果要增加心肌的氧氣需求量，可藉由血管擴張、增加血流量來治療；反之則以減少心肌收縮的能量需求、減少心臟負荷等為機轉。

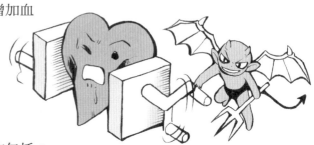

目前被廣泛使用的藥物包括：

*1.*硝酸鹽：此類藥品主要機制為擴張靜脈系統，以減少血流加在心臟的前負荷，亦可擴張冠狀動脈以增加氧供給量，此外還會因血管舒緩而降低血壓。主要副作用為頭痛、臉部潮紅及低血壓等。本類藥物可能會產生耐受性，長期使用下，其藥效作用會漸漸減弱。

*2.*乙型交感神經阻斷劑：主要機制為作用於心臟的乙型交感神經之接受體。導致心肌收縮力減少，心跳變慢、血壓下降，因而減低心肌的氧需求量。由於此類藥品會誘發心臟衰弱及支氣管攣縮氣喘，所以有心臟衰弱或氣喘的病人應避免使用。

*3.*鈣離子阻斷劑：主要機制為阻斷心肌細胞膜上的鈣離子通道，因而降低心肌收縮力以減少心肌的氧消耗量，也會阻斷血管平滑肌細胞膜的鈣離子通道，而擴張冠狀動脈及其他動脈，因此會增加冠狀動脈血流及降低血壓。由於此類藥品可能造成血壓降低太快，並且有壓抑作用。另外還對心肌收縮力有降低作用，因此有心臟衰竭的病人不宜使用。還有短效性鈣離子阻斷劑，有較強的周邊血管擴張作用，會引起反射性心

跳加速，反而會增加心肌的氧需要量。因此使用本類藥劑時，需要與乙型阻斷劑併用。

4.抗血小板凝結劑：主要機制為減少血小板凝結成血栓，而堵塞血管。對冠狀動脈疾病再發作的預防有顯著功效。曾發生心肌梗塞或長期心絞痛，或接受外科繞道手術的病人，亦可添加上述藥物，以減少移植靜脈時再發生阻塞，並減少心肌梗塞的復發。

心肌梗塞

若冠狀動脈血流完全中斷，則會發生急性心肌梗塞，讓心肌細胞構造破壞及壞死，無法發揮心臟功能。過去醫學界認為心肌梗塞的原因是冠狀動脈閉鎖狹窄惡化的結果，然而事實上，心肌梗塞的危險性和病發前的狹窄程度無關，主要是動脈粥狀化瘤塊破裂後導致急劇的血栓所形成，這些血栓造成冠狀動脈的血液中斷時，就會出現心肌梗塞。

症狀：病人會有劇烈胸痛、心電圖呈現ST波急速上升而後恢復正常，甚至出現Q波等等的變化（圖27），心肌酵素升高（因為心肌壞死後，細胞內蛋白質流入血液中）等，這是非常急性病症，必須盡速送醫治療。目前急性心肌梗塞致死率仍高達30至50％，而且三分之二的患者到達醫院之前就因為心律不整而死亡。因此，今後努力的方向，應該是讓病患就醫前得到適度急救。

心臟機能急速下降的心肌梗塞患者，常併發心臟衰竭的症狀。若機能受損範圍太大，可能因為急性左心衰竭陷入休克狀態。此外，發病後數日可能因為心室龜裂破損、心室中膈穿孔龜裂、二尖瓣閉鎖不全等併發症。此外，發病後二週左右，患者容易出現發燒、心膜炎、胸膜炎、關節痛等現象，稱之為心肌梗塞後症候群。

　　現有藥物：急性心肌梗塞的胸痛主要由心肌缺血所引起，應立即給病人鎮痛劑，並且在黃金時間（6至12小時）內給予血栓溶解療法（組織纖維溶解酶〔tPA〕）治療，以恢復冠狀動脈的暢通並保護可能壞死的心肌。也可以考慮補充氧氣吸入及使用硝酸鹽、血栓溶解藥與乙型阻斷劑以改善心肌缺血。近年來，利用介入性方法，如氣囊擴張術及支架置放術，來打通冠狀動脈，對急性心肌梗塞的治療可以得到很好的效果，但需有設備及訓練有素的醫護人員隨時待命才行。

　　此外，使用血管張力素轉化酵素抑制劑（ACE-I），對於心肌梗塞後心室功能受損的病人，也有改善作用，能減少或延後心臟衰竭的發生，並減少心肌梗塞的再發率及死亡率。

心臟衰竭

　　心臟的主要功能是把血液送到全身器官與組織，但是當心臟因故無法充分發揮機能時，人體的循環系統就會啟動代償機制，維持生命所需的血液循環。

　　心臟代償機制的內容主要有心臟擴大、心肌肥大以及交感神經緊張三種方式。心臟擴大是心臟本身最常出現的一種代償機制，也就是以擴大心臟內腔增加心臟收縮力與心搏出量；而心肌肥大，基本上指心室壁過度增厚以增強收縮力，以維持心臟機能正常（圖28）。

　　另外，交感神經代償機制是加強心臟亢奮，增加心搏數、提高心臟的收縮力，最後加大心搏輸出量為目的，並透過末梢動脈收縮與靜脈伸展性的降低，使流往腹部器官與四肢的血液降低，確保維持生命必需的腦、心臟等重要器官，獲得足夠血液供應，並把貯存末梢靜脈的血液送往中心靜脈，以增加靜脈回流量和提高心肌搏出量。

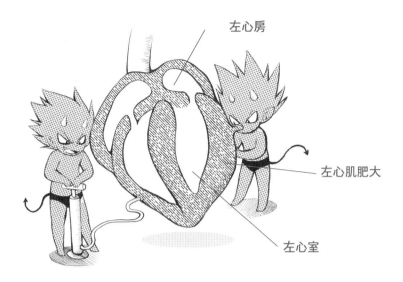

左心房

左心肌肥大

左心室

圖28　心肌衰弱時的心臟結構

　　當這些代償機制仍無法滿足身體及心臟的負荷時，心肌功能於是朝向惡性循環的狀態，這時就產生心臟衰竭的病症。心臟衰竭常是許多心臟血管疾病的合併症候群之一，可能是因為高血壓、冠狀動脈疾病、瓣膜性心臟病、心肌病變或代謝性心臟病的關係所致，使得心肌無法壓送出足量的血液供應身體循環所需，既影響各個器官正常功能的運作，而且還會使血液積聚在肺臟或靜脈等部位而引起症狀，因此稱為鬱血性心臟衰竭。

　　症狀：心臟衰竭大致可分為左心室衰竭和右心室衰竭，前者是由於左心室收縮力異常，無法輸送足量的血液到主動脈及周邊器官組織，反而滯留在左心房和肺靜脈裡，因此肺循環的氣體交換效率降低、動脈血氧氣濃度下降，就會出現嘴唇與指甲變成紫色的青斑症。肺鬱血時，肺泡中會出現血液滲出，導致肺水腫與肺泡出血，因此產生血痰。

左心室衰竭時的呼吸困難，是一種又淺又快的呼吸，若患者躺下來，呼吸反而會更困難。發作時最好坐直身體，這種呼吸模式稱為「端坐呼吸」，是心衰竭最重要的症狀之一。另外還會產生咳嗽、胸痛、心悸、氣喘、疲倦、失眠、焦躁等症狀。

右心室衰竭則是血液鬱積在周邊靜脈，引起下肢水腫、尿量減少、腸道腫大引發食欲不振與腹部脹滿感，以及肝臟鬱血導致血肝，長期下來可能演變成肝硬化，稱為心臟性肝硬化。

分類：心臟衰竭可分為急性與慢性兩種，其病徵與治療策略有些不同。急性心衰竭患者心臟幫浦機能劇烈下降，代償機制來不及發揮作用，造成全身氧氣供給嚴重不足，因此治療急性心臟衰竭疾病，主要目標是讓代償機制發揮作用，以補足心臟幫浦機能。

慢性心衰竭則是代償機制為了確保心搏出血量發揮機能所導致的各種障礙，因此，治療急性心衰竭以改善低氧血症、確保心搏出量為主，慢性心衰竭重點則放在減輕過度代償所加重的循環系統負擔。

現有藥物：

在急性衰竭時使用：

*1.*毛地黃（強心劑）：用來加強心肌的收縮力，延長心室填充血液的時間，使得心臟在每次搏動間都能夠輸送出足量的血液供給人體新陳代謝之用，以改善心臟衰弱的發作。然而，若是服用過量的毛地黃，就會出現惡心、嘔吐、食欲不振、頭痛、倦怠、嗜睡、焦躁、畏光等副作用，故須謹慎用藥，可於服藥前測量脈搏次數，若每分鐘少於60下則須暫停用藥。

2.利尿劑：能幫助腎臟排除水分與鈉離子，減少在體內循環的血量，進而降低心臟負荷，也可以改善水腫情形。不過亦須斟酌用藥劑量，以免造成體內電解質不平衡、脫水等副作用，而出現食欲不振、胃腸不適、虛弱、嗜睡、抽蓄等症狀，也可能因導致低血鉀而促成心律不整發作。

在慢性衰竭時使用：

1.血管張力素轉化酵素抑制劑（ACE-Ⅰ）：可抑制心衰竭患者常見的凝乳酵素、醛固酮過度活性化，增加循環血液量與末梢循環系統負擔。這種療法也可保護受損心肌。

2.乙型交感神經（β）阻斷劑：可降低心肌收縮力，慢性心衰竭患者給予少量β阻斷劑，可改善心衰竭症狀與心機能。其原因是，β阻斷劑能解除慢性交感神經緊張導致的弊害，也就是過度代償問題。

心律不整

心律不整基本上是指心臟的跳動節律或模式出了問題，可能心跳速率過慢，或者太快，也可能是心臟突然地多跳幾下，或者漏了幾次，而呈現不規則地跳動節奏等，這些就稱為心律不整。正常狀況下，一般心肌細胞會受到外部電氣衝動的刺激，反覆進行去極化與再極化，並且持續週期性地收縮與舒張。

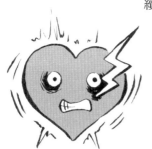

正常的心跳刺激是由右心房的竇房結產生，竇房結能自動產生電氣衝動刺激，往左右心房擴散，就會讓心房收縮。心房肌去極化形成的電氣衝動傳遞到房室結之後，每隔0.1秒左右，會經由希氏束將電氣衝動傳到左右心室。

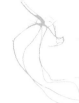

圖29　心電圖的意義

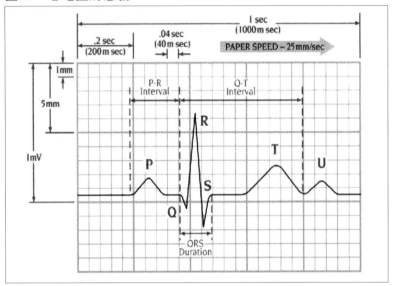

P代表心房亢奮，QRS波代表心室去極化，T波代表心室再極化，Q波到T波區
間屬於心室收縮期，而T波結束到Q波為止屬於心室舒張期，圖中橫軸每一小
格為0.04秒，而縱軸每一小格代表0.1微伏。

　　這一連串電氣衝動，可以從心電圖清楚測得並且記錄。心電圖的一
連串波形，通常會用P開始的英文字母作記號（圖29）。其中，P波代
表心房亢奮，QRS波代表心室去極化，T波代表心室再極化。此外，
QRS波到T波為止，屬於心室收縮期（把血液送出心臟外）。T波結束
到Q波為止，屬於舒張期（血液回流到心房及傳遞到心室）。

　　症狀：大部分的心律不整是由心肌梗塞、心肌肥大、心肌衰竭等心
臟因子，再加上身體、精神的壓力改變等機能因子所導致。因此常尾隨
著其他心臟病變而生，諸如缺血性心臟病、先天性心臟病、風溼性心臟
病、瓣膜性心臟病、心肌炎、心肌病變、代謝性心臟病等，或其他可能
引起心臟傳導系統出現功能障礙的任何原因。

一般而言，正常的心臟節律為每分鐘60至100次左右，而心律不整則可能出現心搏過緩（每分鐘低於60次）、心搏過速（每分鐘高於100次）或心跳呈不規則地快慢交替（圖30）。心搏過緩會導致血液循環不足，而使得身體各部位（如腦部）發生缺氧情形；心搏過速會使得心室因為沒有足夠時間來填滿血液，而損及心臟擠壓血液的功能。因此，心律不整常伴隨著心悸、胸口悶痛或緊窒感、喘不過氣、呼吸困難、水腫、虛弱無力、疲倦、頭暈目眩、暈厥等前驅症狀，嚴重時甚至會突然休克或猝死。

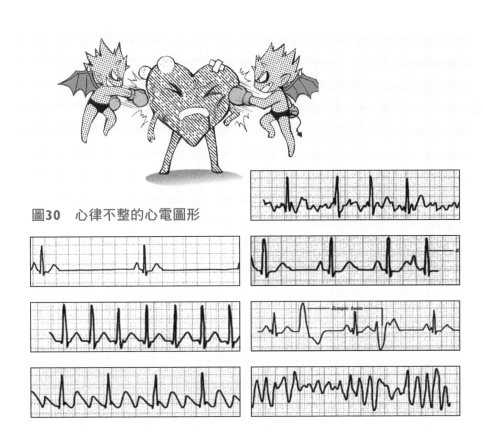

圖30　心律不整的心電圖形

　　分類：心律不整大致分為二類，一為非心室性的心律不整。發生心律不整的部位始於心臟上方，包括竇房結、心房、房室結、心房與心室交界處等，或電器傳導途徑發生障礙，使得節律的信號變慢或阻斷而引發心律不整。其嚴重性往往較心室心律不整為低。

　　但其中以心房顫動最為危險，因為心房異常而發生快速而雜亂的電氣信號，以至於心房收縮率可高達每分鐘350至500次，呈現不規則的顫動，而且信號無法全數下傳至心室（併有房室傳導阻滯的結果），故心室速率也全然無規則可言。常見於高血壓性心臟病、二尖瓣疾病、缺血性心臟病、甲狀腺機能亢進等疾患中。又因心房過度顫動而無法有效運作，遂使血液容易積聚心房內形成血栓，進而引發腦栓塞、腎栓塞的危機。

　　另一類為心室性的心律不整，指心跳節律起源自心室，並非正常狀態下的竇房室，而使血液輸送不足，常導致嚴重的病源或致命性。其中尤其以心室顫動最為危險，會造成心室無法遏止而快速又雜亂地顫動，形同馬達空轉似的，沒辦法打送出足量的血液，使身體各部位發生缺氧情形，最終猝死。這是最嚴重、最危險的心律不整類型，除非能及時治療，否則致死性極高。

　　現有藥物：抗心律不整藥物治療上主要有兩類，一種是抑制心肌細胞表面鈉、鉀與鈣等離子的通道，如鈉離子阻斷劑、鈣離子阻斷劑、鉀離子阻斷劑以及強心劑等，使心肌細胞電氣穩定化。第二種是阻斷交感神經脈衝不規律的乙型交感神經阻斷劑。

腦神經疾病的介紹

以下所介紹的這些疾病，是和腦部運作有密切相關的重要疾病，而這些疾病的預防與治療，卻又與丹參的作用機制相關聯。

腦中風

腦中風是屬於腦血管異常所引發的疾病，通常是因為供應腦部血流的血管發生破裂出血，或是血管被血塊堵住所引起，使得依賴該血管供給氧氣和養分的腦部組織，因缺血而損傷及壞死。

當該區域內的腦神經細胞損毀時，將連帶地波及由其所控制的身體機能，進而發生種種症狀，並依照腦部發生損傷的位置及程度而異，發生輕重不同的影響。症狀可能是屬於暫時性的現象，但大多會造成腦細胞持續惡化而成為永久性病變，更甚者還會陷入長期昏迷或死亡。

由於發病原因、致病機轉及病程等的不同，一般可將腦中風分為缺血性腦中風及出血性腦中風兩大類（圖31）。

圖31　腦中風的分類

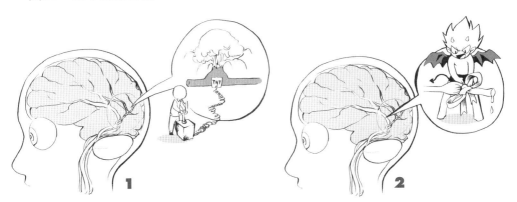

1. 出血性腦中風，泛指腦部血管破裂出血所引起的腦中風形態，約占20％的中風病患。
2. 缺血性腦中風，為供應腦部血流的動脈阻塞或狹窄所造成，約占80％的中風病患。

●缺血性腦中風：主要機制為供應腦部血流的動脈阻塞或狹窄而造成的病變。一般所表現出來的症狀，可能有手腳麻木無力、行動不穩、失去平衡感、視力模糊不清、複視、斜眼、歪嘴、流口水、說話不流利、失語、頭痛、昏眩、意識混淆、記憶力衰退、情緒失控等表現。

缺血性腦中風因為發生的原因不同，又可細分為腦血栓或腦梗塞。

1.腦血栓：起因於腦部動脈粥狀硬化，導致血管腔內狹窄，使得此處的血流受阻而易凝聚成血栓，漸漸地造成腦部供血中斷。此缺血現象若持續超過三分鐘就會引發腦細胞壞死，稱作腦梗塞，常導致半身麻痺。

2.腦栓塞：當腦部之外的其他部位脫落下來的血凝塊（大多來自心臟），隨著血液循環流向腦部血管而引發阻塞，直接地造成血管後部腦細胞的供血停斷，而造成腦細胞壞死。

另外還有一種稱為短暫性缺血性腦中風（TIA）的症狀，也就是俗稱的小中風，意即局部腦神經功能短暫地喪失。主要原因可能是血栓過大而造成短暫缺血的緣故，其神經若在24小時內恢復正常，則不會留下任何後遺症，因此常被人忽略。但是若不治療，約有三分之二的病患在六個月內會再發生腦梗塞中風，因此，這種短暫缺血性腦中風可視為缺血性腦中風的預兆！

●出血性腦中風：主要機制為腦部血管意外出血所造成的病症。這種中風會讓腦壓增高，並使腦部循環受阻。可能產生頭痛、暈眩、惡心、嘔吐、頸部僵直等症狀。如果出血量過多時，甚至會陷入昏迷至死亡的絕境。

1. 腦出血：大多是指自發性腦出血，也就是患者本身罹患高血壓又有動脈硬化症者。很容易因為自發性動作，如過於激動或用力而發生腦部血管破裂出血的意外，使得該區域的腦細胞因缺乏血液供應以致壞死，因而出現種種腦神經機能失調的症狀。而且也可能隨著出血而凝成的血塊壓迫到鄰近腦組織之故，遂使腦部障礙影響的範圍更形擴大。

2. 蜘蛛膜下腔出血：覆蓋於腦部外圍的腦膜，由外而內分為硬腦膜、軟腦膜和大腦半球間所形成的腔室，叫做蜘蛛膜下腔。由於在該腦部區域的血管壁較為脆弱，若有腦動脈瘤、頭部創傷或感染所致的病變發生，血液很容易衝破管壁而流向蜘蛛膜下腔。

唯有早期預防、早期治療，才有可能將腦中風發作機率減到最低，並且精確的診斷中風類型，才能對症下藥。

在藥物治療上，可分為危險因子去除及腦細胞保護的用藥策略。由於大部分的缺血性腦中風為血栓或栓塞因子，因此這類型中風大多使用血栓溶解劑或抗凝血劑及抗血小板凝集劑來疏通血管，另外，也可使用血管擴張劑或降血壓藥物來輔助及改善。

至於腦細胞保護方面，目前僅有用像抗癲癇的藥物來抑制，其餘保護神經的藥物還在開發中。

巴金森氏症

於1817年由英國醫生詹姆士·巴金森（Dr. James Parkinson）首次報告這個病例。其主要症狀為肢體動作緩慢、肢體較為僵硬或肢體顫抖。巴金森氏症多發生在中老年人，年紀愈大得此症的機率愈大。由於此病症會造成行動僵直、遲緩、步態不穩、很容易產生摔倒意外，再加上晚期的長期臥床，易產生感染，因此其死亡率是同年齡的二倍。

特徵：巴金森氏症之病理特徵，是中腦的黑質組織內的多巴胺神經細胞退化死亡。雖然其退化原因不明，但近年來的一些研究結果推測，這種神經細胞退化、死亡與基因或者內毒素的產生有關，以至於神經細胞內的粒線體產生過多的自由基，使細胞產生過氧化破壞而凋亡。除了上述原因外，腦血管意外及其他多發性腦組織退化也可造成黑質組織之病變。

現有藥物：對於巴金森氏症的治療，分為二方面，首先為舒緩減輕症狀，第二為神經細胞保護及恢復性治療。而治療的目標與進程，將以抑制並能延遲退化性病變，以爭取時間修復神經損傷。同時保護細胞免於不利的傷害（如過氧化壓力），以降低致病的風險。

在舒緩減輕症狀上，以左多巴（L-Dopa）及相關藥物為主。藉由供給多巴胺神經多一點的多巴藥物，以製造出更多的多巴胺，來彌補退化神經所減少的製造量。早期的巴金森氏症患者，對於多巴胺藥物的療效反應皆相當不錯。

但由於巴金森氏症為一持續性的疾病，多巴胺神經一直在死亡，以至於多巴藥物使用愈多，藥效會愈來愈差，症狀會愈來愈嚴重。許多病患在服用幾年後，便會出現副作用，包括幻覺、惡心、腸胃不適，甚至全身不自主的肢體舞蹈等。病人雖然服用大量多巴藥物，仍然動彈不得，無法像正常人那樣行走、工作，日常生活皆須旁人照料，生活品質相當差。

在神經細胞保護與恢復性治療上，以抗氧化的自由基清除劑，可延緩早期症狀的發展。但是像維生素 E 這類的膳食補充品，似乎沒有明顯的保護效果。另外在抑制內毒素方面，可藉著一些對抗麩胺酸受體的拮抗物，來降低麩胺酸對多巴胺神經細胞的破壞。而在神經細胞保護或防止細胞凋亡的策略方面，大多數的藥物都還在發展當中。

阿茲海默症

阿茲海默症（Alzheimer's disease, AD）是一種神經退化性的疾病，是由阿茲海默醫生在1907年發表的。這種病會造成記憶喪失，認知失調，還有不正常的行為。

阿茲海默症的真正致命原因還不明，而好發的時間是在老年時期，大約五、六十歲左右，而病程則會有10至20年之久，在這過程中會產生認知失調，所以病患並不會瞭解自己的心智情形，也因為如此，病患家屬在這過程會遭受很大的痛苦及成本。

阿茲海默症中，只有5至10%是遺傳性的，而主要的族群是自發性的，而在自發性的族群中，最大的風險因子就是老化。

特徵：阿茲海默症中有兩個最重要的現象，不管在遺傳性或自發性都會發生，即在大腦中的海馬迴區域會形成老年瘢塊，這是一個主要由一種特別的澱粉體，和其他蛋白質所糾結而成的細胞外沉澱物，可能引發細胞凋亡的訊息傳遞鏈（圖32）。另外，中樞神經細胞之間的一種稱作乙醯膽鹼（Acetyl choline，簡稱Ach）的重要傳導物質，也因為不明原因而使腦神經細胞分泌量減少。一般認為造成前一種類似澱粉沉澱物的老年瘢塊，可能是由以下幾種機制交替作用而產生的。

圖32　阿茲海默症的海馬迴瘢塊

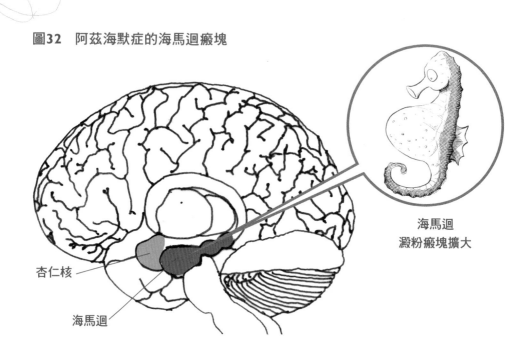

海馬迴
澱粉瘢塊擴大

杏仁核

海馬迴

　　第一種機制是，神經細胞間過量的麩胺酸（glutamate）釋放，所產生的細胞損傷。由於麩胺酸在大腦海馬迴裡，是一個很重要的神經傳導物質，而過量的麩胺酸會對細胞造成毒性，腦部損傷以及局部缺血的病人都發生這樣的情形。

　　第二種機制則認為是自由基的氧化壓力所致。因為腦是身體中能量消耗最多的一個器官，而粒線體在製造能量（ATP）的過程中，會有5％的氧從電子傳遞鏈中流出來，所以大腦的自由基及氧化壓力很大，再加上腦是所有器官中抗氧化系統最差的，因此有最大的能量消耗，又有最差的抗氧化系統，再加上細胞膜上脂質的構造都是極易被氧化的（被自由基攻擊），所以大腦是最容易受到氧化壓力損壞的器官。

第三種機制認為是神經細胞發炎而導致的凋亡，當神經細胞將細胞中的類澱粉物質釋放出來之後，會活化腦中的特殊免疫系統，並且使之聚集起來共同防禦。結果因為釋放過多毒性分子而使神經細胞啟動凋亡的機制。由於細胞的損傷僅限制在一個地方，而產生瘢塊的現象。

現有藥物：由於阿茲海默症是一種慢性細胞凋亡退化性疾病，這種結果又是上述幾種機制交替作用而成，因此在藥物治療上，就分成預防及治療方式。在預防方面仍是針對抵抗自由基氧化壓力的藥物，如維生素C、維生素E及稀有金屬硒（有機硒），還有其他大量抗氧化的植物性抗氧化物。

在治療方面現今還沒有有效藥物通過審核，大多是以降低乙醯膽鹼的代謝分解來增加Ach濃度，例如膽鹼酯分解酵素抑制劑等。另外在降低或抑制澱粉質瘢塊產生上，則包括利用瘢塊的抗體清除體內沉積的瘢塊，或者使用降低膽固醇藥劑，以降低澱粉質瘢塊的產生量。還有使用銅鋅離子螯合物結合澱粉質，使瘢塊容易被清除。另外還利用抗發炎的策略，使用抗發炎藥治療使神經細胞減緩凋亡。

缺氧綜合症

當你長期在小辦公室裡開著空調埋首工作、開會，或者在擁擠的場所聚會，甚至在密閉的空調房內睡覺時，是否意識到你已經處在慢性缺氧狀態，只覺得很累很疲倦，腰痠背痛，頭昏昏的，而人像陷入低潮，提不起精神或消化不良等現象。其實這是慢性缺氧的開始！缺氧一般是指氧氣缺乏症，即外在環境如空氣中缺氧，或者內部因素如血流停滯等而導致氧氣缺乏狀態的總稱。

分類：缺氧的原因大致分為缺氧性缺氧、貧血性缺氧、積血性缺氧以及組織中毒性缺氧四種（圖33）。

1.缺氧性缺氧主要是因為吸入空氣中的氧氣濃度太低,影響氧氣擴散入肺泡膜內,以行氣體交換,主要是由外在環境因素所造成的缺氧,高山病即屬此類缺氧。

2.貧血性缺氧乃是因為身體中血紅素不足,血液攜氧能力減少,所導致之缺氧。

3.積血性缺氧是由於循環功能障礙、血液流至組織量減低所造成的缺氧。如腦梗塞中風,心絞痛,心肌梗塞等急性病症。

4.中毒性缺氧是指身體組織利用氧之功能受到化學物質的阻撓,如酒精、麻醉劑、氰化物等藥物,抑制組織細胞對氧正常利用,所造成的缺氧。

症狀:缺氧症開始的特徵並不明顯,大致上會出現頭暈、頭痛、耳鳴、眼花、四肢軟弱無力,但持續嚴重時會有惡心、嘔吐、心慌、氣短、呼吸急促、淺快而弱,心跳快速無力的現象。隨著缺氧的加重,即之意識模糊,全身皮膚、嘴唇、指甲青紫,血壓下降,瞳孔散大,昏迷休克,最後則因呼吸困難、心跳停止、缺氧窒息而死亡。

代償機制:當面臨輕度缺氧狀態時,我們的體內就會本能地產生一些代償性的變化,但是當這些代償的動作無效時(如酗酒過量),或是急性缺氧(如中風、心肌梗塞)時,就會開始讓身體代謝發生障礙,嚴重者會因缺氧而死亡!

上面所說的代償性動作,在呼吸系統上會反射性地讓呼吸加快加深,使得肺泡內的交換效率加快以獲取氧分子。這種反應在我們登上高山時尤其明顯。不過,在高山上適應兩三天之後,這種神經興奮狀態就

圖33　缺氧的分類

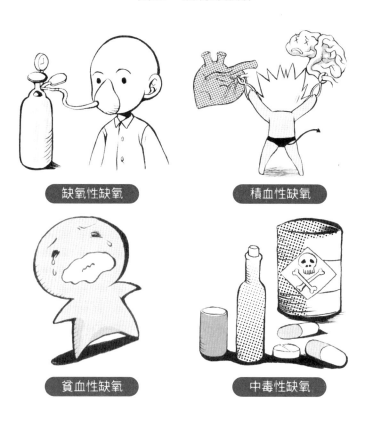

缺氧性缺氧　　　　　　積血性缺氧

貧血性缺氧　　　　　　中毒性缺氧

會因為我們腦組織中的pH值平衡而隨著平息穩定。那麼，那些長久居住在高原的人，如何適應這種缺氧的環境呢？答案就在於他們的頸動脈平均體積比平地居住者大了6.7倍！而觀察慢性肺病患者的頸動脈也比正常人大一倍以上。或許，這是因為長期缺氧所產生的慢性適性反應。但換個角度思考，長期的激烈運動很顯然不利血管的發展！這類的代償現象，還會發生在積血性的缺氧症上，如心臟衰竭所引起的血腫和水腫等，都伴隨著呼吸加快的病症。但是其他如貧血性及中毒性缺氧，因為動脈中氧氣壓力並沒有降低而無法自動加快呼吸！

這種代償機制還會引起心血管方面的自動反應，這包括了讓心跳速度加快一些，使得心臟輸出量增加。還有讓心腦血管擴張，並且在長期慢性缺氧時，促進微血管及紅血球細胞的增生。還有，自體內各種組織細胞將以增加氧氣的利用率，來達到維持基本的運作，例如增加粒線體的數目，加強細胞內呼吸的功能，以增加些ATP能量等。

機能的破壞：當缺氧的狀況，超過上面所提的代償範圍而更趨惡化時，身體各部位就會發生嚴重的機能性損傷。這包括以下各個系統：

●中樞神經系統機能破壞：腦的重量僅為體重的2%左右，而腦部血流量卻占心臟總輸血量之15%，腦耗氧量約為總耗氧量的23%，所以腦對缺氧及缺血十分敏感。

嚴重缺氧可導致煩躁不安、驚厥、昏迷甚至死亡。正常人腦靜脈血氧壓力約為34mmHg，當降至28mmHg以下，則會出現神經錯亂等症狀，降至19mmHg以下時，就會出現意識喪失並危及生命。

●呼吸系統的功能破壞：當發生急性的缺氧性缺氧時，例如搭乘火車、直升機等交通工具，快速登上4,000公尺以上的高原時，可能在1至4天內發生肺水腫的病症。這時患者會有呼吸困難、咳嗽，甚至咳出血泡沫的痰並在肺部有積痰雜音，而且皮膚或黏膜會有發熱刺痛等高山症一併發生。

另外由於肺泡缺氧所致，使得肺血管自動收縮以增加肺循環阻力。有些人可能因此導致嚴重的肺動脈高血壓。慢性缺氧時使得肺部小動脈長期處於收縮狀態，也會引起肺部血管中的平滑肌肥大，使得血管硬化，進而形成穩定型的肺動脈高血壓。另外，缺氧會導致紅血球細胞增多，使血液稠度增高，也相對增加了肺部循環阻力。再加上肺部動脈高血壓使得右心室射出血液的阻力增加，造成右心室肥大，甚至演變成右

心室衰竭。所以讀者如果有意乘青藏鐵路到西藏一遊的話，事前的預防準備絕對不可輕忽！

●循環系統的功能破壞：嚴重的全身綜合性缺氧時，會使心肌缺氧而無法代謝製造能量（ATP），使得心肌的收縮與舒張功能降低。而且當心臟代償功能也無法恢復時，心臟便走向惡性循環，使得心肌細胞發生壞死或凋亡，進而轉變成心臟衰竭或心肌壞死纖維化。而壞死的心肌可引起竇性心搏過緩、期前收縮，甚至發生心室纖維顫動而猝死暴斃。

另外除了以上提到的神經系統、呼吸和循環系統的機能性障礙外，肝、腎、消化道、內分泌等各系統的功能，也會因為嚴重缺氧而受到不可逆的損傷。

現有藥物：主要的治療方法，就像是這個缺氧病症的名稱一樣，當發生急性缺氧症狀時，還是以適時的供給氧氣到缺氧細胞或組織為主。於是以高壓氧氣供應，治療缺氧性缺氧的病患是相當有效的。不過因為此類病症多發生在高山區域，要適時的提供或獲得這類設備來醫治，顯得十分困難。

在醫藥方面，目前除了丹參、紅景天等藥草，能對缺氧性缺氧症做預防及治療以外，其餘藥物就只能針對發作的症狀來醫治。另外像貧血性缺氧，基本上須朝治療發生貧血的機制來著手，例如常見的缺鐵性貧血，可以補充維生素B12、葉酸等補充劑或特殊藥物治療。

[頭痛]

頭痛是一種非常常見的症狀，即使是身心完全健康的人，也約有65%的人曾經發生過頭痛。一般來說由於發生頭痛的方式、時間以及位置的不同，大致上分為危險性及非危險性頭痛。

危險性頭痛：顧名思義可知在大腦內的組織發生危險問題，所發出的疼痛警訊。這類的頭痛情況，是以前沒有頭痛而現在發作的急性頭痛。有可能是腦內壓力突然增高（如腦腫瘤等），或血管性的障礙（如腦腔出血，血腫等）。這類頭痛發作的部位，會因腫塊大小及位置而不同，有時更伴有嚴重嘔吐的現象發生。

很多歷史名人也為這類的致命頭痛留下一些見證，例如前美國總統羅斯福死於腦中風，他臨終的一句話就是：「我的頭痛得要命！」另外像漢朝末三國時代的曹操，到了中年時常受頭痛之苦，而尋找名醫華佗的醫治。當時華佗就診斷出應該是類似現在醫學所稱「硬腦膜下腔血腫」所引發的慢性頭痛，想為他開腦取出血塊，誰知曹操因為生性多疑不敢醫治，結果除了殺死華佗以外，也因頭痛之疾纏身終世！

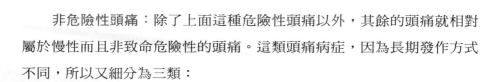

非危險性頭痛：除了上面這種危險性頭痛以外，其餘的頭痛就相對屬於慢性而且非致命危險性的頭痛。這類頭痛病症，因為長期發作方式不同，所以又細分為三類：

1.血管性頭痛：大多以偏頭痛或叢發性頭痛為主，甚至會因家族性遺傳而導致，這類頭痛在病發前都有些許前兆，例如眩暈或短暫視覺障礙的發生，然後隔一下子後，頭痛才發作。

2.肌肉緊縮性頭痛：主要是因為肌肉持續收縮過緊所產生的頭痛。這類頭痛發作位置，大多在後腦勺及兩側太陽穴附近持續隱隱作痛。肌肉緊縮性頭痛是因為日常生活緊張過度、壓力，或姿勢不良的肌肉緊繃所引起的。

3.神經性頭痛：主要是神經受到壓迫，或其他神經病變（如發炎）所造成的，一般會有像是針刺燒灼或電極般的痛感，而且是突然而短暫的重複發作。

由於痛感常是內部疾病的徵兆警訊，因此，除了上面所說的基本類型以外，其他如傷風感冒或慢性鼻竇炎等病狀，也會引起額頭或面頰部位的脹痛。另外中耳炎或外耳炎也會導致兩側腦部位的頭痛。還有因為青光眼（眼壓過高）或者近視、遠視的患者，也會因為腦部肌肉緊繃或血管神經壓縮而發生頭痛現象。

某些特殊的食物或藥物，也常導致頭痛發作。例如香腸、熱狗或醃製品中，常因添加硝酸鹽類的化學物質來增加色澤，這類食物對某些人而言，會誘發兩側太陽穴附近的頭痛或偏頭痛。另外酒精飲用過度，在酒醒消退時，更會產生頭部脹痛及搏痛的感覺。習慣性飲用咖啡或含咖啡因食品（如可樂、巧克力）的人，當停止使用後，會產生整個頭部搏動性的頭痛以及倦怠感。在藥物方面，長期大量的服用止痛藥或頭痛藥，如阿斯匹靈或麥角胺類的藥物，更會產生新形態的慢性頭痛。

頭痛機制：一般而言，疼痛感覺的發生過程，起因於身體內在或外部環境，因為物理化學或機制的刺激，而對神經末梢的感受器產生神經衝動。這種衝動訊號，會由周圍神經傳遞到脊髓，然後經過延腦、中腦以及視丘部位，而到達丘腦和大腦皮質區域來處理，並產生疼痛感覺，所以頭痛的發生機制也就和這種痛感傳遞的模式息息相關。

大部分對偏頭痛的研究，總認為是三叉神經血管系統所造成的神經性發炎所導致。理由是當外在誘發因素，如疲倦、壓力、特殊食物或藥物等引發血管擴張後，也一併活化血管周邊的三叉神經纖維。這些活化後的神經纖維，會分泌很多不同的神經傳遞物質（如 neurokinin-A），而

這些物質會讓血管擴張，並且讓周圍組織的神經產生類似發炎的反應。於是當這些訊息傳回到大腦皮質以及視丘區域後，便產生偏頭痛病症。

不過，運用最近的生物科技研究發現，偏頭痛的機制應該與神經細胞膜上的興奮或抑制的狀態有密切關係，因為從分子遺傳學的研究發現，大多數家族性偏頭痛患者的基因中，其中中樞神經細胞的鈣離子或鉀離子通道都發生突變。

而最近更利用核磁造影技術（NMR）研究偏頭痛的發生。結果發現當病患頭痛時，在大腦後方的腦神經細胞會突然的釋放出大量的電脈衝動，以極快的速度，從頭頂部位傳到腦幹的痛感中樞。這種高能量神經電波的突發結果，會引起周遭血液大量湧入，使得血管急速擴張，直到電脈衝波與血液消退為止，於是雙重的作用機制，使得痛感中樞持續地發出訊息，造成偏頭痛現象。

現有藥物：基本而言，危險性頭痛應針對造成腦內組織障礙的原因，做致病原因的消除。而肌肉緊縮性頭痛，除了可以藥物消除頭痛外，還應以熱敷按摩或情緒治療方式讓血液回流到肌肉內，使得血管擴張，並讓肌肉鬆弛，以杜絕頭痛源頭。

在治療頭痛的藥物方面，一般在急性發作時，可以從活化調節腦血管收縮的受器（5-HT₁B/D）方面著手，或者用交感神經阻斷劑（β-阻斷劑）、鈣離子阻斷劑、抗神經發炎、消炎劑、止痛劑等來治療，而類固醇類或麥角胺類的藥物，更需要小心服用，但以上所有藥物都有不少副作用，並不適合長期使用！

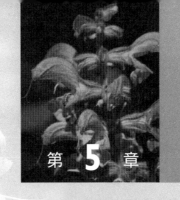

第 **5** 章

來自大地的禮物──丹參

冠心病的預防及治療

在目前所有中藥類藥品中，應用在冠心病（心絞痛）的治療最多以及最具功效者，首推「丹參」這個藥材。畢竟從眾多古籍藥典的臨床記載，以及近十幾年來大量的藥品研發和臨床功效，證明了丹參在對冠心病治療或預防上，展現出驚人效果。其首要原因在於丹參的主要化合物MLB，能對心臟的冠狀動脈有防止並清除血管堵塞的功能，並能對心細胞產生特殊的保護機制。

由於冠心病的主要起因，在於冠狀動脈發生粥狀動脈硬化而阻塞，致使供給心肌細胞的血液及氧氣不足，讓身體反應出胸悶、窒息或壓迫的感覺。控制心臟運作機制也會因此啟動一些代償的動作，令心臟更加耗血耗氧，心肌細胞趨向惡性循環，其結果是造成心肌細胞啟動自毀凋亡之路而死亡。這也是為何大多數的心絞痛患者，最後都演變成心臟衰竭的原因。

丹參在治療冠狀動脈粥狀硬化上面，具有強大而多重的抗氧化功效，使得冠狀動脈血管壁不易受到自由基的破壞，進而減少了動脈粥狀硬化的發生機率，也對心肌細胞同時提供保護。

它具備抑制鈉／鉀幫浦酶所產生的抗發炎及抗細胞凋亡的機制，可以使得動脈粥狀硬塊停止增長，甚至消失，還可抑制心肌細胞在心絞痛時所造成細胞凋亡。還有因為它可以對心肌細胞上的鈉／鉀幫浦酶發生機制，使心肌收縮力增強，因此稍減緩心搏速度，避免讓心臟走向惡性循環的代償動作。

由於丹參MLB可以在冠狀動脈細胞上針對病灶發揮功能，於是當它運用在心絞痛、狹心症的治療上，便會展現非常明顯的功效。

臨床實驗：一個以丹參為主的複方心臟病處方藥（冠心II號，在中國它是治療狹心症和心肌梗塞的主要特效藥之一），所作的臨床醫學研究報告指出，在該臨床醫院中，持續一年的期間給予一百多名心臟病患者這類處方藥，並追蹤檢查其治療效果。統計結果發現，心電圖異常的病人有明顯改善者占45.1%，另外更有高達86%的病人不再感到胸悶疼痛！另外在對40位患者持續一年以上治療的調查研究中，發現有效率竟達90.7%，其中有76.3%病患的心電圖明顯呈現改善。

這是較早期的配方及研究調查。在最近十年中，另一個以丹參為主的新配方（複方丹參滴丸）在臨床使用的研究調查，有著更科學的報告。約有190篇的人體臨床研究，專門對冠心病心絞痛病患（約有8,953人）分別做隨機對照，甚至雙盲對照（病人及醫生兩者都不知道給予的是藥品或是安慰劑）的研究，結果發現臨床治療的有效率竟高達85%左右，而55%以上受試病患的心電圖異常得到明顯改善。以上這些資料明白顯示，丹參在對冠心病心絞痛的治療上具有獨特效果。

當然，更由於丹參的MLB兼有前述多層的作用機制，於是它使用在預防心絞痛狹心症的發生，或是剛開始形成病灶而未發作方面，比病發後的治療效果來得顯著。

 ## 心肌梗塞的預防及治療

心肌梗塞與心絞痛雖然都屬於冠心病的一種，但是它們致病的原因是不同的，而且危險程度和發作的時間，以及治療策略也大不同。

心肌梗塞主要是由於血液中的游離血栓流經冠狀動脈時，堵住血管而造成血流堵塞的緊急病症。於是在治療上，當以消除堵住的栓塞為優先。另一方面還必須設法讓心肌細胞，在血管打通及血液氧氣送達之前活久一點。

　　再來則是要防止當血管暢通的剎那間，過多的氧氣養分溢入時，所造成的自由基對心肌細胞的再破壞（再灌流破壞），畢竟這會讓受損的細胞走上凋亡之路，而演變成心臟衰竭！

　　丹參的主要化合物MLB，對於上述的三種醫療策略恰恰能都滿足，由於它具有抑制鈉／鉀幫浦酶的作用，該作用除了會讓血小板細胞減少Ca^{2+}的釋出，而有抑制血小板凝聚的功用，使血塊容易溶解。另外它還能減低發炎訊息，所釋放出的纖維溶解蛋白抑制酶的合成，進而快速的活化血栓溶解的能力。

　　由於MLB抑制鈉／鉀幫浦酶的作用，讓心肌細胞的能量（ATP）損耗能適當的降低。這個動作因而減少了細胞的耗氧量，進而在危險的狀態下可延長心肌細胞存活的時間。最後，丹參能夠以它強力抗自由基氧化的功能，讓心肌細胞在血管打通時，將大量溢入的血液所造成的自由基破壞降到最低。

　　在很多的動物實驗研究文獻裡，常以家兔或家犬為心肌梗塞的動物模型，以結紮心血管的方式來模擬急性心肌梗塞時，丹參對心肌細胞的保護效果。在72小時之後比較心肌壞死體積，結果顯示，丹參萃取物能明顯的降低62％的心肌細胞壞死面積。

　　臨床實驗：在實際的人體臨床報告上，也呈現相當可觀的治療效果。必須說明的是，由於急性心肌梗塞的致死率相當高，所以一般在做實驗臨床時，為了謹慎起見，大多在現有西藥治療急性心肌梗塞的基礎上，再加上丹參的複方注射劑為輔，來對照僅僅使用西藥的組別，以觀察之間的效果差異及生存率高低。

　　北京的廣安門醫院一個大型的隨機比對臨床實驗報告顯示，對430位經檢驗判定為急性心肌梗塞的病患做上述的治療，結果中西藥合併使

124

用的215例病患的統計，其生存率高達93.5％，而西藥組的215例病患，生存率則為85.4％，而這兩組間在統計學上都有明顯的差異意義（P<0.01）。

類似的臨床實驗報告，隨後也做更精細的測試。在廣西的中醫藥學院第一附屬醫院，對66名檢驗判定為急性心肌梗塞的病患，以複方丹參注射劑及西藥合併治療（36例），並比對另外30例以西藥治療的病患作對照，結果使用丹參的中西藥合併組，在症狀改善時間上明顯超越西藥組。而病患症狀及心電圖明顯改善者，丹參使用組也幾乎兩倍於西藥治療組（20：11）。

這顯示丹參確實以它特有的機制，提供了心肌梗塞患者更有效的治療方式。畢竟對所有的病患及其家屬而言，能提高急救時的生存機率，並延長發病後的生存年限才是最重要的。目前一般的西藥治療策略大多著重於緊急的打通血管，消除血栓，而缺少延長心肌細胞的生存耐受力，及保護心肌細胞免受大量自由基侵入時的損壞，因此丹參製劑的加入，就補充了西藥治療方法的不足了！

另外，在急性心肌梗塞發生時，即使只有使用丹參製劑，也能顯現出有效的治療功效。在廣西欽州市中醫院的急性心肌梗塞臨床報告中，以僅有複方丹參注射藥劑等中藥組合，治療15例平均72歲以上的急性心肌梗塞的老年患者。結果顯示，有10例病患治癒，3個病例好轉，2個病例無效（其中一人死亡）。另外由於病患原來大多有其他併發症，以丹參等類注射劑治療後，原來8例心律失常者全部治癒或好轉，而且6例的心臟衰竭者，有5例得到不同等級的改善！

類似上面這類的臨床治療，在中國的各大小醫院還有許多，也都得到良好的治療功效。這說明了丹參不僅只用來補充西藥治療上的不足，

還可以被直接使用在這種緊急的病症上！

在山東的寧陽縣中區醫院，曾經對心肌梗塞後的患者在抗心肌缺血的作用上做長期觀察臨床報告。他們對93位接受過緊急心肌梗塞治療的患者，隨機分成兩組，其中一組以丹參複方產品按推薦劑量給予治療，另一對照組，則以常規西藥治療。患者分別於出院後，每三個月隨機檢查其運動心電圖，共為期一年，以計算其心肌缺血的總負荷，並記錄可能復發的各種病徵。結果顯示，使用丹參產品組別在一年後，其心肌缺血負荷單位從138.9降為46.7，而對照組則從130.6降為67.3。而且在這一年內使用丹參組發生任何缺血事件為9例，對照組則為18例。

這表示在防止心肌梗塞後再復發的治療上，接受丹參治療的病患，明顯地優於其他現行西藥的抗心肌缺氧效果。這些臨床資訊，無疑地提供心肌受損的病人很大的希望。

心臟衰竭的預防及治療

就像前一章提過的，心臟衰竭是許多種心臟血管疾病發生之後，慢慢演變而成的一種合併症狀。包括心肌梗塞、心絞痛所造成的心肌細胞損傷、甲狀腺亢進、貧血、心律不整等造成心肌過度負荷的損害，還有其他的心臟疾病。

由於這種病症是因為過多的心肌細胞受損死亡，或者心肌細胞收縮力減弱所造成心肌無力現象。因此所呈現的臨床症候也就特別明顯，包括水腫、胸痛、心悸、呼吸困難、咳嗽、血痰，嚴重時甚至有泡沫狀液體會由鼻腔湧出，口唇青紫，大汗淋漓，四肢溼冷等嚴重影響。

因此在治療這種疾病的策略上，將以增加心肌的正性收縮為主，並以減輕心臟的前端負荷及後端負荷為輔。因此，一般治療上都以強心劑

來增加心肌收縮力，並配合利尿劑、血管擴張劑來消除前後端負荷，並消除不適症狀。

在研究小組的努力下，終於發現丹參的主要化合物MLB，也和所有的強心劑一樣，具有抑制心肌的鈉／鉀幫浦酶的功效。這項發現不但解釋了以往所有丹參的研究盲點，也說明了丹參真正的藥理作用機制。更重要的是由於它還具有獨特的抑制特性和多層的抗氧化結構，這讓它的優點遠遠大於現有任一種強心劑。也因此它運用在心臟衰竭的預防及治療上，有顯著的效果，

其原因在於：

第一，它能以抑制鈉／鉀幫浦酶的功能，進而使心肌細胞內的鈣離子增加而令心肌收縮，而這種主動性的收縮並不耗損細胞的能量（ATP）。

第二，由於它具有強大的抗氧化功能，這可讓心肌細胞免受自由基的攻擊損傷，進而讓原本受損的心肌得以復原而不致凋亡。

第三，它在抑制鈉／鉀幫浦酶的方式及代謝速度，明顯快於固醇類的強心劑，這使得它具有強心劑的優點，卻沒有副作用或缺點！這些協同的作用機制，使得丹參能在治療及預防鬱血性心臟衰竭有很好療效！

臨床實驗：這些可以從動物實驗方面的結果初步得到驗證，例如對不同的實驗動物（鼠、兔、犬及貓）的活體，以特別的化學試劑作靜脈注射，使得這些動物形成鬱血性心衰竭的活體模型。在注射或投予不同的複方丹參產品後，都能明顯地增加左右心室的收縮能力，以及降低心臟的耗氧量。

在人體的臨床試驗報告中，有一個較大型的624人臨床研究資料顯示，以複方丹參產品投藥30天後，幾乎全部的心肌衰竭病患都能從較差

127

的心功能等級（II、III、IV）（病症較嚴重的分類方法），改善到I級（較輕症狀等級）的心衰竭狀態。這個研究主要是以科學化的指標數值經過統計後，以判別丹參產品對左心室功能不全的治療功效，分別測量心電圖的P波振幅面積和時間的乘機（負值愈大，代表心功能愈差），以及以超音波量測比較射血分數（EF）、心臟指數（CI）、早期及晚期血流峰值速度（E&A）等，並與病患的病徵紀錄作比對。

其結果顯示，這624位患者經過一個月治療後，他們的PefV.總平均值明顯變小（從負0.032變成負0.029），而其他參考指標（EF、CI等）也明顯的增加，這些都代表丹參以它特有的機制，對心臟衰竭這個病症發揮強心及保護的功效。

另一個在湖北武漢中醫學院附屬醫院，發表的臨床研究報告顯示，以丹參為主的複方藥劑，用來治療鬱血性心衰竭及抗心肌的脂質過氧化作用。這個研究將同級症狀而隨機分組的心衰竭患者36人，以複方丹參產品給予10個月治療；另一組36人則以常規西藥予以同期間治療，並以科學數值比較心肌功能及抗氧化作用。結果顯示丹參產品治療組別在心肌功能的改善，以及抗脂質氧化的作用指標（SOD、GsHPx、MDA），都較西藥治療組有明顯的優異，其中SOD（雙氧歧酶）更是比西藥組增加兩倍左右。

這種既能改善心肌收縮的功能以及強力引發的抗氧作用，正是因為丹參MLB它強大的作用機制所產生。這也證明以丹參來治療心臟衰竭，實在強於各種單一功能而且有強烈副作用的西藥。

心律不整的預防及治療

大多數的心律不整也和心臟衰竭一樣，是屬於合併型的病變結果。基本上可由心肌梗塞、心臟肥大、心臟衰竭等病因而產生，當然也可能參雜著精神上或身體上的壓力因素而導致。心律不整基本上是由於心臟的電氣傳導發生障礙，或者心肌細胞律動失常所致。而這類細胞的縮放動作及電子流脈衝，卻又直接與心肌細胞膜上的各種離子通道機能有著密切關係。

也因此，大多數治療心律不整藥物的主要策略，著重在降低並調整心肌細胞上的離子通道，使心肌細胞的電流穩定，進而讓心臟收縮舒張的律動波形穩定，有點像是整流器的應用概念，否則當心室快速又紊亂的顫動時，就像幫浦空轉一樣，一下子就會過熱燒毀而直接導致缺氧猝死。

另一種更嚴重的狀況，就是當心肌細胞不足時（意思是心肌細胞壞死的比例太大），它們的收縮不足以將血液壓縮排空，而且周遭壞死部位的纖維也因牽絆而擾亂頻率。再嚴重一些時，將演變成心室纖維化顫動，讓心室血液不能壓縮出去，而造成致命性猝死！因此第二種治療策略，應著重於消除原有的病症，並加強心肌收縮力為輔。

丹參MLB就是一個能滿足上面這對抗心律不整的天然化合物。在調整心肌細胞膜的離子通道策略上，它能以特殊的結合方式，抑制鈉／鉀幫浦酶的活性。調整鈉離子及鉀離子進出細胞的速度，進而使心肌極化和非極化的頻率變緩一些。這樣的機制可以使心室過度撲動的現象降低舒緩，並因此反射回中樞神經，使得整體心律回歸正常。

　　而第二種策略，也是由於抑制鈉／鉀幫浦酶的功能，使得鈣離子濃度在細胞內略為提高，因此能使心肌的收縮力增強。另外，再加上它的強大抗自由基氧化的功能，以及因此種抑制的刺激所引導出之防止發炎與抗老化凋亡的機制，可以治療那些導致心律不整的原發病症，如心絞痛、心肌梗塞或心臟衰竭等。也正是因為丹參有這樣多重的治療功效，於是它應用在治療心律不整的人體或動物臨床報告中，有相當顯著的效果。

　　先讓我們看看一個丹參對心律不整治療作用的動物實驗結果。研究人員將離體的心臟灌注大量的氧化劑破壞心肌後，以形成心律不整的體外模型，然後再加入適量的丹參產品或控制心律不整的西藥，並以心電圖記載分析。沒有加任何藥劑的組別，其心律不整的發生率是100%，而西藥組別則為33.3%，而丹參組只有12.5%的心律不整發生率。

　　這僅僅是動物模型實驗，不過已顯示出丹參對心律不整有別於現行西藥功效及作用機制。再讓我們看看實際的人體臨床研究。

　　臨床實驗：在河南登封的三康醫院臨床研究報告中顯示，丹參的複方藥品能有效的治療心室性心律不整（過早搏動型）的病症。這個臨床實驗，主要是將60位因不同形態的心臟病因素，而引發的心室性心律不整的病患，以隨機分組比對方式檢驗病患的心律、血壓及心電圖等病症數字，進行症狀改善判斷及統計分析研究。

　　結果顯示，30位接受丹參產品治療的組別中，一個月後有56.7%患者的心室過早跳動現象消失或減少80%以上。這比另外30人接受一般西藥治療組別的有效性，高出了一倍以上（26.7%），另外在無效的案例上，丹參組僅占6.7%，明顯低於西藥組的30%。這臨床結果顯示，丹參在治療心室性心律不整方面有很不錯的功效。

類似更大型的臨床研究一樣顯示相同的結果，若再搭配西藥合併的治療，其效果更加顯著。例如一個180人的研究心律不整的臨床報告顯示，以複方丹參藥品合併抗心律不整的西藥劑方組別，比起只用西藥的組別多出23%的有效性（84：61）。

而另一個120人的臨床研究報告更顯示，在長期（6個月以上）接受丹參複方產品來治療心律不整的總體有效比，竟高達93%，比起其他中藥或西藥組別還高（73%）。

這些人體臨床的實驗結果明顯透露出，丹參在治療心律不整方面，不僅有基本調節離子電流的功能，另外還可能附加了抗氧化、抗凋亡的機制。而這些機制不但能將心律不整作調整改善，也能直接幫助其他心臟血管疾病做根源性的改善，這才是丹參能較其他藥物強效的理由吧。

腦中風的預防及治療

腦中風是一種腦部血管異常所引起的腦細胞損害急性疾病，這種發病機制模式又與心肌梗塞的模式有些類似，這也就是丹參為何除了可以有效對付心血管疾病之外，更可以有效作為對抗腦血管疾病的基本概念。

腦中風因為發生的方式不同，可概略分為出血性腦中風及缺血性腦中風，它們的發生原因、病徵和機制已在前一章討論過了。在此，我們將著重於缺血性腦中風，也就是腦梗塞型中風這種超過80%腦中風人口的治療機制和策略，來做進一步探討。

由於腦梗塞中風主要起因於腦部動脈血管的粥狀硬化，所造成的血管腔內狹小甚至堵塞的現象，或者血管內脫落而游離的血塊堵死腦血管所致。

　　因此在治療的策略上，首先應以消除堵住的栓塞血塊為主要策略，讓血液及氧氣能夠快速的復原供應給腦細胞。第二項策略則是能讓腦細胞在惡劣的缺血缺氧環境下多存活久一點，以延長生存時間，來等待血液和氧氣的緊急援助，讓細胞存活機率增高。

　　第三項策略則是保護腦細胞，以免當血管打通後血液灌流時，大量隨之而來的自由基，造成的巨大破壞而使脆弱的細胞受到再次傷害。最後一項策略則是守住腦細胞，不令其走向自毀凋亡之路，而造成所謂的月影效應（即是血管堵住的下游一大塊腦細胞，會在一週以後自毀凋亡的現象），而讓傷害擴大。

　　丹參的主要化合物MLB，恰好都能以它獨有的機制來執行以上這四大策略（見下表）。首先丹參以它抑制鈉／鉀幫浦酶的機制，使得血小板及血管內膜不易釋放鈣離子到細胞外，這使得血小板無法凝聚，或即使凝結後血塊也很容易崩解溶化。另外還加上因為抑制這個幫浦酶而連帶抑制住纖維溶解蛋白抑制酶(PAI-1)的合成，使得組織纖維蛋白酶可以在血管堵住的地方大量的被活化，使得腦血管內的栓塞血塊能被迅速的打通排除。

　　而丹參還有另一套機制來預防及治療血管內的粥狀

丹參MLB對缺血性腦中風治療策略

治療策略	作用機制	方法
消除堵塞血栓因子	抗凝血機制	減低受傷處之細胞鈣離子釋出濃度
	促溶血栓機制	抑制胞漿素原活化抑制素（PAI）合成
延長梗塞細胞存活時間	防止耗能機制	減少鈉／鉀幫浦酶之ATP耗用
避免再灌流時自由基破壞	抗氧化機制	複合酚酸結構特性捕捉自由基
保護細胞免於自毀的月影形成	抗凋亡機制	促進BCL-2，AP-1等抗凋亡蛋白生成

硬化塊，主要是由於它強力的抗氧化特性，使得管壁內膜可免於受到自由基的破壞導致動脈粥狀硬化發生，還可以遏止侵入內膜層的低密度膽固醇不被氧化，因而抑制血管膜內發炎機制的啟動，這些動作將可保證粥狀硬塊不再增生而能逐漸被消化鏟平！

丹參在執行第二項策略方面，就得從腦神經細胞著手。由於腦神經細胞的鈉／鉀幫浦酶，是全身所有細胞中分布最多的一種，因為所有的腦電波發生及傳遞都得靠這號幫浦酶的動作來完成。而這個酶也像所有的泵那般的耗能，在大腦中大約有60%左右的能量（ATP）是被這個酶所耗用掉的。

丹參的MLB可以適當抑制這個酶的運作，使得腦細胞內的總體消耗能量得以約制。這個作用，讓缺血缺氧的腦細胞，在有限資源內可以多存活一些時間，同時鄰近細胞也因此有多餘的能量轉借傳遞予受困的細胞，以度時艱。這項功能若能應用在預防中風或防治二次中風，將更顯其效果。

一般當腦梗塞中風在自發或經急救而溶解栓塞血塊後，由於大量的血液氧氣快速進入到嗷嗷待哺的腦細胞時，會因此產生大量的游離自由基，強烈的破壞細胞結構及DNA，直接讓細胞受損害及死亡。而丹參的MLB可以在這個節骨眼上發揮強力的清除自由基的功能，以保護脆弱的腦細胞免於再受損害。

最後，當血管打通後，大多數受過缺血缺氧的腦細胞，都可再度的接受到養分的供給。不過，由於之前處於惡劣困乏的環境一段時間，再加上大量自由基的氧化破壞後，這部分細胞的DNA就會製造自毀凋亡的訊息，並且傳遞給鄰近的腦細胞而造成集體死亡。丹參可以利用它抑制鈉／鉀幫浦酶的作用，傳遞訊息到細胞核中產生抑制這些訊息的抗凋亡

133

蛋白質，再加上第三種策略的抗氧化機制，而共同完成這防止腦細胞凋亡的月影擴大現象。

我們的研究團隊，是世界上第一個發現丹參MLB抑制鈉／鉀幫浦酶活性之發明團隊，並且依此發明而對這個化合物作出功能性質的世界專利（美國：11425133、11551348；中國：200610091576.9、200610112362.5；台灣：096100283）。另外在努力不懈的研究下，更發現丹參MLB可以有效保護腦細胞，並且能在腦梗塞中風發生時，有效地降低腦部受損總體積達80%以上！

動物實驗：一般在腦中風的動物實驗模型上，大多是將大鼠的頸動脈結紮一段時間，來模仿人類因血栓堵塞而導致的腦缺血狀態，之後再予以鬆開放血，以模擬血栓在急救疏通之後，血液氧氣大量地再灌流回到腦部。當腦細胞在缺血缺氧狀態下，細胞會急速壞死，然而當血流在灌流恢復時，腦細胞也會因此受到大量傷害。

我們分別對許多相同的動物模型在結紮前半小時，或放血後一小時給予不同的劑量。接下來，經過36或72小時的照顧飼養後，再將牠們的腦部組織取出，做切片染色，並計算及比對受損區塊。實驗結果顯示，事前給予丹參MLB的組別，僅僅有3%左右的腦部受損區塊，而沒有接受丹參的組別卻高達15%以上的腦受損總體積。也就是說丹參的MLB在預防腦梗塞的損害上，能明顯地降低80%的腦細胞死亡。而類似的功效，也顯示在腦血管結紮之後給予的MLB測試劑量結果。

值得一提的是，即使在模擬腦梗塞中風一小時後，以強迫餵食的方式給予丹參MLB，仍然能夠明顯降低53%的腦細胞死亡（圖33），這表示丹參可以有效地幫助人們，在腦梗塞中風發作到送醫治療的這段黃金時間內，先預做強力的防禦措施，使得病情能降至最小的損傷。

圖33 丹參MLB對腦中風老鼠模型的預防與治療效果

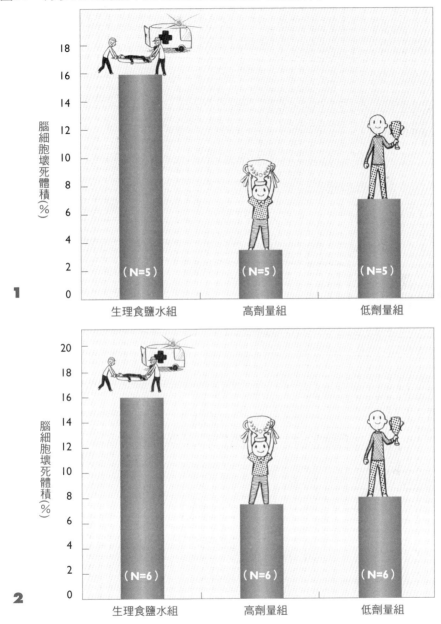

N＝實驗的有效數量

1. 在頸動脈結紮前半小時注射不同劑量的丹參MLB之腦中風預防效果。

2. 在結紮一小時並恢復放血一小時後，口服不同劑量的丹參MLB之腦中風治療效果。

135

臨床實驗：在福建莆田縣立醫院對102例腦梗塞中風的病患，以丹參複方注射藥劑配合超音波方法，做為期21天臨床治療及觀察，結果顯示總體有效率高達97.6%，其中完全痊癒者占14.7%，而輕度受損者占39.22%，僅有2.94%（3人）顯示無效或病情惡化。雖然腦梗塞的發作部位、病人的狀態和送醫急救的時間等因素，都能影響腦部損害的嚴重度，但這結果至少明確顯示，丹參對腦梗塞中風有強大的治療效果！

另外一個臨床報告是在河北高陽的腦血病醫院，對100例急性腦梗塞中風病人，以丹參複方注射藥劑或配合其他物理方法，做為期一個月的治療觀察及評估統計。結果也和上面的臨床類似，而患者的痊癒率竟可高達84%（含物理方法手術），即使不加上特殊治療方法，患者的痊癒率也可高達60%。這些人體臨床研究的資料，明顯的說明了丹參在治療急性腦梗塞中風方面，的確有非常優異的療效，甚至較西藥或手術更佳。

目前在世界上，還沒有任何一種藥物能有效而無副作用地，對腦神經在惡劣的條件下能有效產生保護功效，丹參MLB作用機制的發現，無疑是對人類社會的一大貢獻！

 # 巴金森氏症的預防及治療

巴金森氏症是一種慢性的中樞神經系統失調疾病，到現在其真正病因仍不十分明確，但目前的研究資料顯示，它和大腦底部、基底核腦神經細胞，以及黑質的腦神經細胞的快速退化有密切關係。而這些細胞退化凋亡的產生方式，卻是透過發生於細胞內的粒線體中產生超量的自由基，而造成細胞產生過度氧化破壞所使然。

多巴胺是一種特別的神經傳導物質，在特別的神經細胞間，傳遞訊息以控制身體運動的協調。於是當這些專門生產及分泌多巴胺的腦神經

細胞，受損凋亡超過一定數量（50%）後，就會發生肢體顫抖、僵直及動作遲緩的病症。

在預防及治療上，首先以針對症狀的減輕及舒緩為主。在這方面，目前僅有補充多巴胺這類神經化學物質到病患身上，可惜這類物質並不能絲毫減緩基底核及黑質部位的腦神經退化，而且愈服用效果愈差，最後還會引起嚴重副作用。而第二種方法，就是減少自由基的產生。

丹參的各種化合物並不能替代任何一種腦神經傳遞物質，也就是說它沒有能力作任何症狀的舒緩。但是在第二項方法上，卻具備抗腦神經細胞凋亡的能力。由於它具有抑制鈉／鉀幫浦酶的特性，使得腦神經細胞中的NAD$^+$濃度相對提高，這種訊息可以讓一些抗凋亡的基因如Sir-2及BCL-2等被活化。相對地也令一些啟動凋亡的基因或蛋白質大量減少，可以抑制腦細胞凋亡。

丹參的MLB將先以它特有的化合物結構特性，產生強大而多重捕捉並消除自由基的功能。它抑制鈉／鉀幫浦酶而大量減少的能量（ATP）耗損的訊息，將回饋到粒線體而減少能量（ATP）的合成代謝，將會使自由基從源頭處大量減少，進而達到保護的功能。

綜合這些論點，我們先從一些動物實驗研究結果來觀察，首先用一種神經毒素，將實驗動物的黑質部位的腦細胞先造成凋亡，來模擬巴金森氏病狀，而後再從實驗動物的胚胎腦中取出腦細胞，移植到動物模型的黑質部位。不同組別以不同化學物質注射於動物活體模型內培育，來觀察移植部位神經細胞凋亡的情況。

結果顯示，丹參組別明顯比其他組別有更高的神經移植細胞存活率，就是有較高的抗凋亡比率。另外，在移植細胞的周圍也發現，新生的神經元數量明顯增多，這說明了丹參對黑質部位的腦細胞有抗凋亡的作用。

　　再來看人體臨床研究的報告，在北京衛生部醫院，對98個經診斷為早期巴金森氏症的患者，以隨機分組方式讓病患接受丹參複方藥物或其他化合物治療，在一年內觀察評估患者的病症改善有效性，以及不良反應的發生率，結果顯示，丹參組（34例）在臨床症狀改善的有效率為11.8%，雖然較另一組別為差，但是其不良反應卻只有8.8%的輕微反應，與另一組別的31%有明顯差距。這表明丹參在治療巴金森氏症時有一定的療效，而且因為副作用極小適合長期使用！

　　由於巴金森氏症為一種長期而慢性的疾病，要將幾十年歲月累積下的腦細胞退化，在短短時間內治好是不太可能做到的，但由於丹參具有多層保護腦神經細胞的有效機制及臨床效果，而且並無副作用，因此極適合對此種病症作預防之用！

 ## 阿茲海默症的預防及治療

　　阿茲海默症的主要病症特徵，在於大腦中海馬迴的位置裡產生並聚集澱粉質的瘢塊，而引發腦神經細胞的退化凋亡，使得病患造成記憶喪失和行為上的失調。

　　這種澱粉質的瘢塊形成，一般認為可能是神經間大量釋放一種神經傳遞物質麩胺酸，所造成的細胞損傷。而這種大量釋放神經傳遞物質的起因，可能意味著海馬迴區域內，神經細胞的過度耗能運作所產生的副產品自由基，而這些過量的自由基超過腦細胞所能清除的抑制能力，進而對腦神經細胞產生破壞損傷。

　　當腦神經細胞遭受損傷時，腦中的發炎機制也會被活化啟動，進而釋放訊息以聚集更多腦中免疫神經膠質細胞，並分泌毒素來做防護的動作，而受損的神經細胞也將因環境條件愈趨惡化，而啟動自毀凋亡的機制。

目前市面上還沒有任何一種藥物可以有效的治療這個病症，於是在對阿茲海默症做藥物的預防及治療時，上述的各種可能致病理論，也常被用作藥物設計的策略。

首先以類似症狀治療的概念，對腦細胞中生產澱粉物質的蛋白酵素做抑制，或著利用特別的化合物結合並清除這些澱粉物質，以避免它們沉澱而造成傷害。

再來可以針對腦神經細胞的過度耗能，所造成的過量自由基及所帶來的神經細胞破壞，這一方法也可運用在預防這種病症的發生，或避免這病症繼續惡化擴大。

最後一項策略就是防止腦細胞啟動發炎機制，這可分成防止免疫神經膠質細胞聚集，或避免這些免疫膠質細胞分泌毒素，而令神經細胞走向凋亡之路。

在第一項策略上，丹參的某些化合物，似乎可以用它特有的結構特性，對澱粉質產生沉澱後所衍生的製造毒素過程，作部分抑制。雖然並不能有效清除澱粉質的發生，但能使發病後的損傷降低。

當丹參使用在這類病症的預防以及長期治療策略時，可以就它特有的機制對上述的第二及第三策略發揮很大的功能。由於丹參MLB的抑制鈉／鉀幫浦酶的特殊機制，使得這個耗能的幫浦酶能夠稍微的冷卻而達到「省能」的功效。因而當細胞內整體能量（ATP）需求降低時，就能夠回饋到粒線體這個能量的製造中心，而減緩代謝的產出，也使得自由基相對減少，避免了細胞結構及DNA被損害。

更由於丹參MLB是一種天然酚酸化合物，它的特殊結構可以快速而多重的捕捉並中和消除自由基，防止它因氧化所造成細胞不可逆的傷害！這樣的雙重策略應用，使得丹參能有效的保護海馬迴區的神經細胞

避免受傷害,或者讓既有的傷害停止不再擴大,因此能對阿茲海默症有效防治及避免惡化。

最後丹參還能透過上述抑制鈉/鉀幫浦酶的作用以及「省能」的效果,使得NAD^+(生產能量ATP過程的中間材料)濃度相對提高,因而活化細胞多生產一些抗凋亡退化的蛋白酶。這類蛋白酶可以抵抗並修護細胞的自毀凋亡,更能再傳遞訊息,抑制腦內的免疫神經膠質細胞聚集或啟動防炎機制。所以丹參的最後一項策略,就能使海馬迴這區域的腦神經細胞得到修護而且活得更久些!

動物實驗:首先,在動物實驗中,將模擬澱粉質的化合物注射到實驗鼠腦中的海馬迴中,以建立阿茲海默症的動物模型。而後再比較給予丹參或生理食鹽水動物組別的病症生化指標。結果顯示,在丹參組的實驗鼠腦中,這類澱粉質所引發的毒性物質明顯減少,這至少說明了丹參有助於抑制阿茲海默症的特殊澱粉癥塊的擴大或形成!

另一項試驗也證明丹參的功效,因為這類的澱粉質化合物,會引發腦細胞分泌特殊毒素,專門破壞粒線體,所以將這類毒素加入到事先接受丹參MLB的細胞中時,這些細胞的死亡率明顯的比未接受丹參的組別低很多。有趣的是,當細胞事後再接受丹參MLB後,並不能改善或降低死亡率。這說明了丹參在「預防」阿茲海默症方面的功效,要比「治療」強很多!

臨床實驗:在一個為數215人,針對老人癡呆的臨床研究裡,將病患分成接受以丹參為主的複方藥劑的110病例組,以及接受一般西藥的105病例控制組,做為期兩個月的治療及觀察評估。結果顯示丹參組的患者,有效改善者占92.73%,僅有8人無效,而對照組僅有10.48%有效,其餘94人無任何改善。

類似的臨床實驗也有相同的效果。一個將30位病例都先以電腦斷層掃描過，而判別是腦細胞萎縮退化而導致的癡呆症實驗，在接受丹參為主的複方藥材治療6個月，並觀察評估各項指標後。統計發現明顯治癒者為9例，而病徵好轉者為17例，總有效率為86.6%。這些臨床結果至少說明了，丹參用在老人癡呆或阿茲海默症方面，有實質的功效。

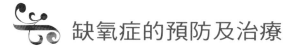

缺氧症的預防及治療

　　由於缺氧症開始時的特徵並不明顯，再加上面臨輕度缺氧狀態時，我們本能地會由身體反射一些代償性的變化，來應付短暫的缺氧狀態。所以大家很容易輕忽了這種長期缺氧所產生的病變。

　　一般而言，身體長期的處於微量的缺氧狀態時，**就會發生很多症候群**，包括起床後精神差、食欲不佳、口腔易潰爛、記憶力變差、健忘、虛胖水腫、注意力及思維降低、工作能力下降，甚至力不從心，進一步會發現腰痠背痛，容易心慌、胸悶、頭皮癢、頭皮屑增多，甚至手腳顫抖及造成老年癡呆等症候群。

　　而造成這種缺氧綜合病症的類型，如同前一章裡所提到的，分為外在環境所致的缺氧性缺氧和中毒性缺氧，以及因為身體機能缺失所衍生的貧血性缺氧以及積血性缺氧四類。上面任何一種缺氧在長時間的忽略後，都會演變成重大疾病如心肌衰竭、癡呆、腎臟衰竭，甚至腦中風而死亡，所以不能不重視它的嚴重性。

　　由於缺氧的發生會直接造成組織或細胞因為氧氣供應不足，使得能量（ATP）的生產停滯，而引起相關的機能病變。因此在預防及治療的方法上，應依缺氧形態的不同採取不同策略。首先應在不增加能量的耗損下，適當地強化循環系統的流動，如此則能讓身體在缺氧狀態下，更

來自大地的禮物｜丹參

有效率的增加氧氣的獲取機會和效率。

其次必須對各個重要器官細胞，尤其是腦細胞，在缺氧狀態下增加保護機制，以延長細胞壽命來等待氧氣供應恢復正常。另外還必須預防當大量氧氣補給時，突然進入細胞而產生過多自由基所帶來的傷害。

丹參MLB不能提供任何氧氣，但是可以利用它不同的機制而達到預防及治療缺氧的功效。首先它能以抑制鈉／鉀幫浦酶的作用，使得心肌細胞內鈣離子濃度升高一些，使得心肌產生較強的收縮。由於這種收縮是唯一不需要耗費能量（ATP）的正性肌力收縮，使得身體在缺氧狀態時所造成血液循環減緩的情形能夠逆轉，進而使得氧氣在肺部的交換效率變高而達到治療的效果。

另外，也由於這種節省能量的機制，回饋到細胞內的粒線體，相對的使氧的耗用減低一些，於是，在面臨缺氧的情況時，腦神經細胞及心肌細胞就會顯現出較強的耐受力，不會輕易凋亡壞死。在最後一項策略上，丹參MLB的特殊酚酸結構能展現出強大而多重的清除自由基功效，因此當氧氣回復時，細胞可以受到完善的保護。

動物實驗：我們研究小組讓實驗動物接受不同劑量的丹參MLB一段時間後，再以特殊毒劑注射入各個不同實驗動物組別，以造成它們因為缺氧而窒息死亡。結果顯示，接受適當劑量丹參的組別，明顯地比未接受丹參的控制組別，足足延長了2.2倍以上的生存時間（圖34）。另外當毒針注射後，再接受丹參MLB的事後治療組別，也明顯地比控制組多存活了1.8倍以上的時間，實驗中很多動物甚至因為不死亡而無法計入統計當中。這些結果證明丹參有強大的耐缺氧功能，並且能夠同時應用在預防與治療上面。

臨床實驗：在浙江紹興的第二醫院，對97個新生兒因缺血缺氧的腦

部受損症所做的臨床報告顯示，由於這些嬰兒在子宮內或出生後，因為發生窒息意外引起腦部受損，這種急性病症者若處理不善，將造成往後患者成長障礙甚至立刻死亡。

判定病例符合症狀後，全部都依照常規基礎療法醫治，但是其中再隨機選擇54例病患，同時接受丹參複方注射藥劑的治療。結果顯示，在為期約20天的治療及觀察評估後發現，丹參組的總有效率高達92.5％，對照組的有效率只有65.1％。再經一年後追蹤評估療效，結果發現丹參組的嬰兒痊癒率81.4％，而對照組僅為65.1％，這說明了丹參在治療急性

圖34　丹參MLB對實驗鼠耐缺氧之效果

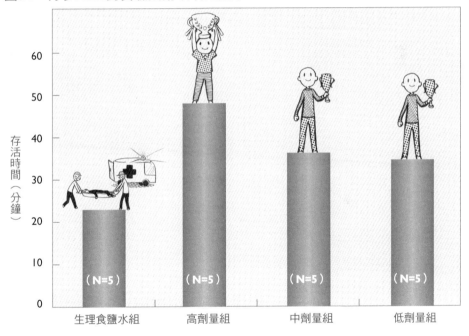

存活時間（分鐘）

N＝實驗的有效數量

各實驗鼠組別，在餵養七天不同劑量的丹參MLB後，注射致死劑量的亞硝酸以模擬缺氧致死，並量測各組平均生存時間。橫軸代表不同MLB劑量，縱軸表示存活時間。

缺氧方面，有非常明顯的效果。

在湖北赤壁的人民醫院，也對84位患有缺氧缺血性腦部受損嬰兒，做治療及觀察比較，結果42個以丹參治療的嬰兒，有92.5%有效出院；而另外基礎治療的42名嬰兒，僅有71.4%有效出院。上述兩個臨床已明顯證明，丹參對缺氧症狀的治療效果，還可以應用在新生嬰兒的治療上。

 ## 頭痛的預防及治療

頭痛是一個綜合性的病症，可以因為腦部腫瘤或血塊的壓迫形成危險性頭痛，也可以藉由腦部血管的擴張刺激或肌肉緊繃，神經發炎等造成非危險性的頭痛。當然，傷風感冒、鼻塞、耳炎等病症，以及味精、咖啡或止痛藥的長期使用等內在或外在刺激，都會造成頭痛症狀。

如果再仔細檢視這些發生頭痛的因子，不難發現，其實都與腦神經細胞的電流傳遞不穩定發生密切關係。就像前一章提到的，當這種刺激因素造成局部血液擴張或類神經發炎時，都會造成這區域的神經電流傳輸不穩定，甚至造成大量的電脈衝現象（有點像是電線交集過熱，影響線材包覆後所發生的短路爆衝現象）。於是周圍的細胞便因過量的電流輸出而需要補充更多能量，血管因而急速擴張，而類神經發炎現象也更加劇烈發生，在這樣交替作用下，劇烈的頭痛因而形成！

要預防及治療頭痛這種症狀，首要策略應該是消除造成頭痛的因子，來規避腦部局部血管的急速不正常擴張。另外也可以從防止神經細

胞啟動發炎的機制著手，以避免擾亂電流傳輸。而另一種更直接的策略就是設法將這種引起大量電流脈衝的不正常現象減弱，並調整至正常。

丹參在治療頭痛方面的功效，可以同時涉及上面三種策略。首先，丹參MLB能透過它抑制鈣離子的釋出，而抑制血小板聚集的機制，有效去除腦部血栓血塊。另外也因為能強化心臟的功能，讓循環系統流暢，使得血管得以正常調節以免急速擴張，這些功能能夠大大減弱頭痛發生因子。

不過最重要的是，丹參可以有效減弱，並且調整腦神經細胞造成的不正常電流脈衝之功能，因為丹參MLB可以透過它抑制鈉／鉀幫浦酶的作用，使得鈉離子要再輸送回神經細胞膜外的速度較緩一些。

這結果讓神經電波的週期變長、頻率變慢，達到調整脈衝的功能。同時也因為抑制鈉／鉀幫浦酶的作用，使得腦細胞內的能量（ATP）耗損能夠降低。所以如同上面所談的，當外部及內部的能量需求同時降低之下，使得周邊血管不會因此急速擴張。在以上這雙重的機制作用下，丹參可以在這項策略上造成治療及預防頭痛的發生。

丹參除了對一般的肌肉緊縮性及神經性頭痛，有預防及治療的功能外，更對較嚴重的血管性偏頭痛或叢發性頭痛有治療效果。

臨床實驗：在江蘇徐州人民醫院的臨床報告裡，以接受丹參複方藥劑配合鈣通道阻斷劑的西藥方法，對169位急性偏頭疼及間歇性偏頭疼患者，進行半年的治療及一年的追蹤評估。結果顯示，急性病患中有78.5%的人有效改善，而間歇性病患有80.3%的人明顯改善。由於這份報告的治療方式是多種藥方混合使用，雖然有治療效果，但是在丹參的功能評估上，顯得較難認定。

　　另一個臨床報告則對68位患各型偏頭痛的患者，以隨機分組比對的方式，其中36位僅以丹參注射劑治療，其餘病例則以接受阿斯匹靈等止痛劑方式做比對。在經過30天的治療並觀察評估後，結果發現丹參組的病例有效治療率高達97.2%；而止痛藥劑的控制組，僅有75%的病例有效。

　　另一個更有意思的臨床報告，是對58名經仔細評估認定為血管性偏頭痛的患者，隨機分組為丹參藥劑治療組（30例）及鈣離子通道阻斷劑治療組（28例），經過15天治療後，並追蹤觀察一年的發病狀況。結果有明顯的差異，接受丹參藥劑的組別有93.3%病患有明顯改善，其中更有67%患者一年內從未發病，而使用鈣離子通道阻斷劑組別僅有71.4%病患顯示有效，但僅有28.6%的人在一年內從未發作。

　　這些臨床資料顯示，丹參製劑運用在偏頭痛的預防及治療方面的機制及效果，明顯優於以抑制鈣離子通道的方式。同時證明了，丹參MLB對調節神經細胞間不穩定電流的機制，可以有效地運用在偏頭痛病發的預防及治療！

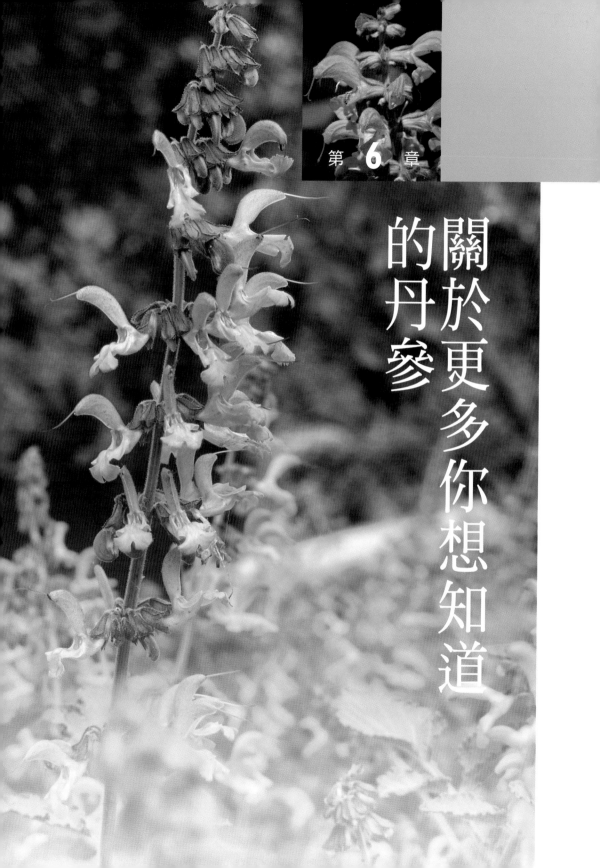

第 **6** 章

關於更多你想知道
的丹參

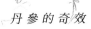

Q 什麼樣的人適合使用丹參？

A 就如同前面章節討論過的，丹參能以它特有的機制，對心臟機能、腦神經機能，以及血管循環機能產生保護，修補並加強系統運作等功效。因此，除了可以針對這些系統已發生障礙的人做有效治療以外，還可以對這些病症的預防產生極大效果。

尤其是40歲以上，長期在壓力下的主管，常有胸悶，疲倦，耳鳴，頭痛，失眠，呼吸急促等心腦血管系統的徵兆出現時，如果能夠適當的以丹參製品進行微調整及修補，來防止細胞再破壞的話，將會讓這些系統的功能，朝向良性的運作循環！

Q 丹參是否適合長期使用？

A 是的。在《神農本草經》裡，就已經將丹參列為上品藥方，也就是說，這個藥草極適合作為長期服用來保健強身。經過歷史的驗證，並且經過現代嚴格的醫學臨床測試證明，水溶性丹參產品在人體長期使用下，幾乎不會產生任何副作用，能讓身體機能恢復正常。例如，以複方丹參滴丸藥品為例，將700倍相當於人體的劑量，以口服灌食方式給予實驗動物。在持續灌食7天後，並無任何實驗動物死亡或異常現象。

而且各種不同的丹參產品，經過大量的臨床使用二、三十年之後，除了少數以靜脈注射方式有不良反應的案例外，其餘口服產品極少有不良反應回報。

這顯示丹參的效力溫和而且毒性非常微弱，極適合長期使用。其主要原因，乃是丹參的主要化合物MLB，基本上就是個既安全又強力的水溶性抗氧化劑，再加上它快速代謝及節省耗能的特性及作用，使得它不但能長期的服用，而且還有保健及治療的功能。

Q 和類固醇類的強心劑有何不同？

A 丹參的主要化合物MLB，其化學結構是由四個咖啡酸加上鎂離子，所組合而成的水溶性酚酸化合物。由於特殊的空間結構，使得它能對細胞膜上的鈉／鉀幫浦酶產生局部抑制的作用。不過由於結構上的特性，使得抑制的作用力和作用時間很短暫，而且很快地被其他蛋白酶水解分化成三個、二個及一個咖啡酸的化合物組合。因此它對心肌細胞收縮的作用方式是以不鎖死的方法來進行，能有效的幫助心肌收縮—放鬆，而不會阻擋細胞正常運作。

洋毛地黃類的強心劑是屬於類固醇的化學結構，主要都是以一個固醇結構為核心，並連結一個不飽和內酯環以及一到三個不等的醣基所組成。眾所皆知，由於這類結構在身體內極不易被代謝分解，因此有囤積在體內的問題，常造成可能致命的毒性問題，而且它對鈉／鉀幫浦酶的抑制作用力和時間很長，不易被替代剔除，是屬於鎖死式的作用方式。因此心肌細胞便得在很長時間處於收縮狀態，長久以往反而讓細胞造成類似彈性疲乏而受傷。

所以，簡單的說，雖然兩者都會對心肌產生收縮效果，但所造成的結果卻大大不同！

Q 對腎臟會造成負荷嗎？

A 不會。事實上丹參對腎臟的保護及治療上，有相當不錯的功效。很多的研究發現，丹參萃取物或複方丹參的配方對於因藥物或毒物所導致的急性或慢性腎衰竭，有非常明顯的保護效果。這可能是由於丹參MLB的強力抗氧化作用以及強心效果，所增進的利尿和微循環功效。

在幾個醫院的人體臨床報告上，當配合基礎常規的藥物治療後，明顯地比一般常規治療方式有效許多。即使是單獨的使用複方丹參藥品，也顯示有65%左右的有效性，能對糖尿病型腎病患者降低蛋白尿濃度。

Q 對肝臟會產生不良效果嗎？

A 不會。丹參能夠有效治療及防止肝臟的病變和纖維化。有很多研究發現，丹參能有效的抑制肝臟的星狀細胞凋亡，因而防止膠原蛋白及肝細胞纖維化形成。其原因可能是因為，當丹參的主要化合物MLB抑制鈉／鉀幫浦酶時，所衍生的抗凋亡的蛋白（BCL-2）大量被刺激製造，再加上因為強力的抗氧化功能使自由基的破壞降至最低，因此減低細胞自毀凋亡所形成的層層訊號及後續的纖維化過程。

在許多醫學的人體臨床實驗報告也顯示，丹參的製劑能夠明顯的控制肝臟纖維化的作用。在治療後，病患改善率能達到67%以上。甚至有些臨床發現，以丹參製劑配合西藥的基礎治療，呈現明顯且優於基礎治療的改善效果。

Q 對女性生理期會造成影響嗎？

A 丹參自古以來就常被用來治療女性生理期不規律，以及經期疼痛等問題。在《本草綱目》中，李時珍就曾論述「一味丹參，功同四物」的功效。而四物湯卻又是歷代婦女在生理期間所不可或缺的傳統藥方。這至少說明了丹參對女性生理期使用的重要性。

由於丹參MLB有抑制鈉／鉀幫浦酶的作用，經期時子宮內膜及血小板細胞的鈣離子，便較不易釋出到細胞膜外，使得血小板的凝結機制不

易形成，讓月經的排血順暢。另外由於大量的抗氧化功能及因抑制鈉／鉀幫浦酶作用，所產生抗發炎和調節不正常電脈衝波的功效，可以在生理期間減少經痛的發生。

但是，丹參的這些調整閉經、月經不順以及痛經的功能，並不適用於月經期貧血或月經流量較多的女性，有這類狀況的女性，在生理期間最好停止使用丹參。

Q 正在接受其他西藥治療的人，能否服用？

A 由於丹參的基本作用為透過抑制鈉／鉀幫浦酶，以及強大的抗氧化機制，使得心腦血管循環系統得以加強功能，並能保護腦神經系統預防傷害，因此如果正在使用的藥劑與上述的系統相關時，最好還是遵從專家的指示比較好。

尤其是使用類固醇類的強心劑時，更需要避免同時使用丹參製品，因為這可能會讓細胞內的鉀離子濃度偏低而發生低鉀徵兆。另外，長期使用抗凝血劑如「沃法令」（worfarin）這類藥物時，也須謹慎使用或避免使用丹參，因為這兩者都具有抗凝血功用。當濃度過高時，會讓凝血功能減低，使血液不易凝結來修護傷口。

而與一般其他藥物（如胃腸藥、鎮痛劑或維生素等）合併使用時，到目前為止，並沒有發現產生問題的案例報告出來。如果要與特殊疾病的藥物併用時，最好事先與醫生與專家討論。

Q 對孕婦會不會造成影響？

A 懷孕時，為了避免干擾胚胎的著床以及隨後在母體內的正常發育，應避免使用丹參。

但對於不孕症問題，丹參卻可以發揮很好的效果。因為大多數不孕的女性都是如輸卵管阻塞，排卵異常，或子宮內膜異位等問題所產生。而丹參可增加微血管循環，降低血液黏稠度以及防止發炎等功效，恰好可以改善及解決這些不孕問題。

在安徽含山人民醫院的臨床報告，對50例的不孕症女性患者以丹參治療，結果療效令人滿意。而其他丹參複方配方治療方法的臨床報告，也都有不錯表現。從上面的資料顯示，丹參對懷孕前、不孕的女性有不錯的效果。

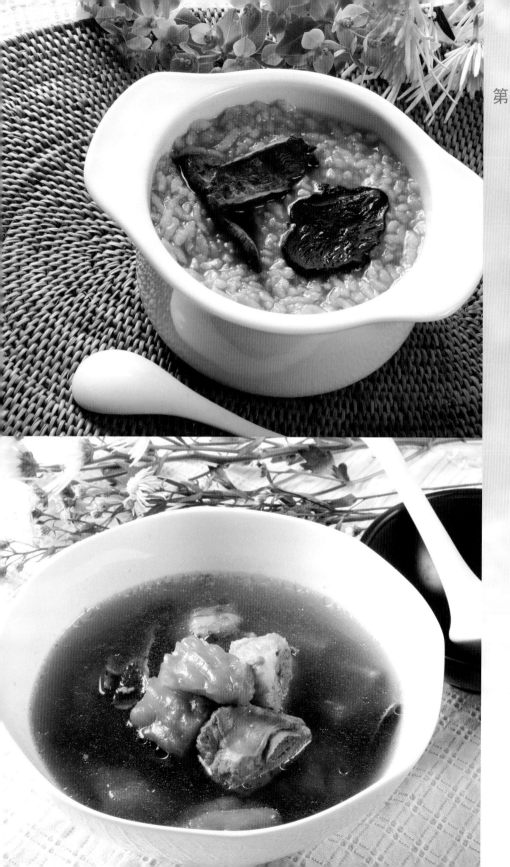

第 **7** 章

丹參的應用

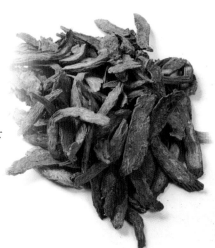

丹參既然這麼神奇，那麼該怎樣使用呢？除了現有藥品或特殊保健食品，能發揮特有功能之外，以下提供幾種日常生活中能應用的簡易保健方式，讀者可以嘗試看看。

一、茶飲類：

丹參香仁茶

● 材料：丹參30克，檀香6克，砂仁6克。

● 用法：將材料混合研磨成粗末，並以紗布分裝，每包約5克。每次使用 1 包置於保溫瓶中，以沸水適量沖泡，並調入蜂蜜或冰糖少許以增加甘甜度。在泡置20分鐘後即可酌量飲用，每日 1 至2包。

● 功效：具有活血祛瘀，行氣止痛效用。長期飲用有利於冠心病、高血脂症之預防及保健。

首烏丹參茶

● 材料：何首烏30克，丹參30克。

● 用法：將材料混合研磨成粗末，並以紗布分裝，每包約5克。每次使用 1 包置於保溫瓶中，以沸水適量沖泡，並調入蜂蜜或冰糖少許以增加甘甜度。在泡置20分鐘後即可酌量飲用，每日 1 至2包。

● 功效：具有益腎補肝，活血祛瘀效用。長期飲用有利於冠心病、高血脂症、慢性肝炎、早期肝硬化之預防及保健，並且有抗衰老的功能。

丹參菊花茶

- 材料：丹參30克，香附25克，菊花20克。

- 用法：將材料混合研磨成粗末，並以紗布分裝，每包約5克重，每次使用1包置於保溫瓶中，以沸水適量沖泡，並調入蜂蜜或冰糖少許，泡置20分鐘後即可酌量飲用，每日1至2包。

- 功效：具有疏肝理氣，活血行血的效用。長期飲用有利於冠心病、高血脂症、血管硬化、慢性肝炎、早期肝硬化之預防及保健。

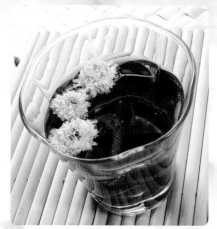

山楂丹參茶

- 材料：丹參60克，山楂100克。

- 用法：將山楂去核，洗淨後混合丹參研磨成粗末或切丁片狀，並以紗布分裝，每包約5克重，每次使用1包置於保溫瓶中，以沸水適量沖泡，並調入蜂蜜或冰糖少許，泡置20分鐘後即可酌量飲用，每日1至2包；或者把山楂、丹參放入燉鍋內，加入清水2000毫升，煮沸後並加入冰糖少許，再用小火煮15分鐘。待冷卻後，去渣留汁即可分裝飲用。

- 功效：具有活血化瘀，健胃消食的作用。長期飲用能促進脂肪分解而減肥，降低血壓及膽固醇，有利於肥胖症、高血脂症、冠心病、心肌梗塞之預防及保健。

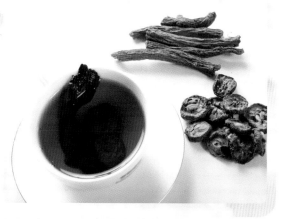

枸決丹參茶

● **材料**：丹參30克，決明子50克，枸杞子30克。

● **用法**：將決明子洗淨，放入不鏽鋼炒鍋中用小火炒熱，再改用中火炒，不時加以攪拌，至有咖啡香氣散出，外呈焦黑色即可。另外將丹參研磨成粗末或切丁片狀，再將上述三種材料混合並以紗布分裝，每包約4克重，每次使用1包置於保溫瓶中，以沸水適量沖泡，並加入蜂蜜或冰糖少許調味，泡置20分鐘後即可酌量飲用，每日1至2包。

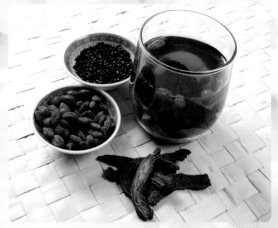

● **功效**：具有活血化瘀，清肝明目，利水通便的作用。長期飲用能降低血壓、血脂及血糖，有利於肥胖症、高血脂症、高血糖之預防及保健。

真味丹參茶

● **材料**：丹參25克，女貞子25克，五味子40克。

● **用法**：將上述三種材料混合研磨成粗末或切丁片狀，並以紗布分裝，每包約5克重，每次使用1包。置於保溫瓶中，以沸水適量沖泡，並加入冰糖少許調味，泡置20分鐘後即可酌量飲用，每日1至2包。

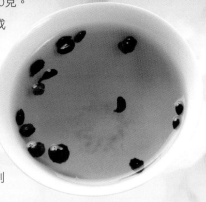

● **功效**：具有活血化瘀、益陰滋腎、寧心安神、清虛弱的作用。長期飲用能滋補強身，調整虛弱體質、消減疲勞。有利於婦女產前產後或經期後之保健。

秦艽丹參茶

● 材料：丹參50克，秦艽30克 。

● 用法：將上述材料混合研磨成粗末或切丁片狀，並以紗布分裝，每包約5克重，每次使用１包。置於保溫瓶中，以沸水適量沖泡，並加入冰糖少許調味，泡置20分鐘後即可酌量飲用，每日１至2包。

● 功效：具有活血化瘀、袪風除溼、治風痹痛的作用。長期食用能降低血壓、血脂。有利於高血壓及中風後遺症之預防及保健。

二、酒飲類：

丹參酒

● 材料：丹參30克，米酒或高粱酒500CC 。

● 用法：將丹參洗淨後切成片塊狀，浸泡入米酒或高粱酒中，大約七天之後即可飲用。每次約10CC左右，飯前服飲，每日1次。

● 功效：具有活血化瘀效用。長期飲用有利於冠心病、高血脂症之預防及保健。

丹參去痛酒

● 材料：丹參30克，玄胡索30克，牛膝15克，紅花15克，郁金15克，米酒500CC 。

● 用法：將上述藥材洗淨後倒入瓶中，用米酒浸泡加蓋，密封約半個月。每隔三天，用力搖動藥酒瓶一次，每次約搖三分鐘，大約七天之後即可飲用。婦女每次經前兩天開始飲服，每次約3至5CC左右，飯前服飲，每日1至2次。至經期結束時停止飲用。連服四個經期為一療程。

● 功效：具有活血散瘀，行氣調經效用。長期飲用有利於經期經血不順之痛經預防及保健。

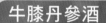

牛膝丹參酒

- **材料**：牛膝90克，丹參90克，薏苡仁(炒)90克，熟地黃90克，五加皮30克，茯苓30克，防風30克，人參20克，川芎20克，細辛15克，升麻15克，生薑36克，獨活40克，紹興酒1000CC。

- **用法**：將上述藥材混合研磨成粗末或切丁片狀，並以紗布裝袋置入瓶中，用紹興酒浸泡加蓋密封。大約七天之後即可飲用。每次約10CC左右，飯前服飲，每日1至2次。

- **功效**：具有活血行血，祛風除溼，行氣調經效用。長期飲用有利於腳氣入冬即痺弱，或盤骨疼不能伸屈，手腳指節腫脹等的預防及保健。

山楂丹參酒

- **材料**：丹參30克，山楂80克，延胡索50克，米酒1500CC。

- **用法**：將上述藥材混合研磨成粗末或切丁片狀，並以紗布裝袋置入瓶中，用米酒浸泡加蓋密封。每隔三天，用力搖動藥酒瓶一次，每次約搖三分鐘，大約20天之後即可飲用。每次約10CC左右，飯前服飲，每日1至2次。

- **功效**：具有活血祛瘀，健胃消食，強心降壓效用。長期飲用有利於冠心病、高脂血症、肥胖症等的預防及保健。

三、湯粥類：

丹參田雞湯

- **材料**：丹參25克，紅棗4枚，田雞250克。

- **用法**：將丹參切成薄片狀，與田雞及去核的紅棗放入沙鍋，加水快火煮沸後，改小火燉煮2小時，加調料即成，喝湯吃肉。

- **功效**：具有養肝健脾，活血散結的作用。長期食用有利於肝鬱血瘀，慢性肝炎之預防及保健。

丹參紅棗粥

- **材料**：丹參10克，白米150克，紅棗5枚，冰糖3克。

- **用法**：先將丹參切成薄片放入鍋中，注入適量清水，用小火煎煮30分鐘，去渣取汁。再將白米淘洗乾淨，紅棗去核洗淨與冰糖共放入藥汁中，煮成粥即可。每日1次，每次約食用50至100克。正餐溫熱食用。

- **功效**：具有活血化瘀，涼血消腫，養血安神效用。長期飲用有利於高血壓、動脈硬化和冠心病的預防及保健。

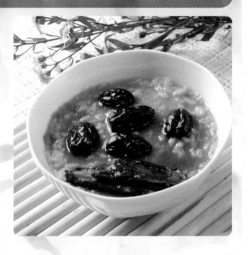

黃精丹參粥

- **材料**：丹參10克，黃精10克。

- **用法**：將丹參研磨成粗末或切丁片狀，並以紗布裝袋，另外將10克的黃精切碎並與100克洗淨的米置入鍋中熬煮成粥，煮法與煮普通稀飯相同。降溫後再將丹參紗布袋取出，即可食用。

- **功效**：具有活血化瘀、益陰滋腎、脾胃虛弱的作用。長期食用能滋補強身，調整虛弱體質、消減疲勞。有利於病後虛弱諸症或婦女產前產後之保健。

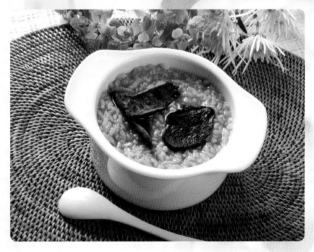

丹參苦瓜湯

● 材料：丹參5克，苦瓜50克，排骨150克。

● 用法：將丹參切成薄片狀，與苦瓜及排骨放入鍋中，加水快火煮沸後，改小火燉煮30分鐘，加入少許鹽調味。

● 功效：具有活血化瘀、清熱洩火的作用。長期食用能改善血液循環，降低血壓、血醣。有利於高血壓、冠心病及高血醣症狀的預防及保健。

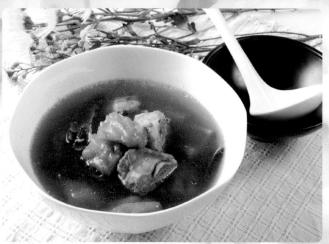

丹參龍眼湯

● 材料：丹參10克，龍眼肉15克，棗仁10克，瘦肉100克。

● 用法：將丹參切成薄片狀，與龍眼肉、棗仁及瘦肉條放入鍋中，加水快火煮沸後，改小火燉煮20分鐘，加入少許鹽調味。

● 功效：具有活血化瘀、寧心安神的作用。長期食用有利於神經衰弱與失眠之預防及保健。

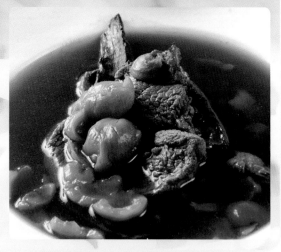

四、保健品類：

丹參

- 材料：丹參萃取物、紅景天萃取物及其他萃取物等配方。
- 用法：成人每次一粒、每日兩次，餐後服用或經專家建議使用。

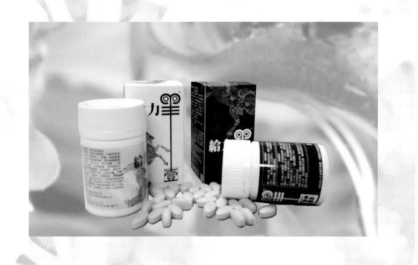

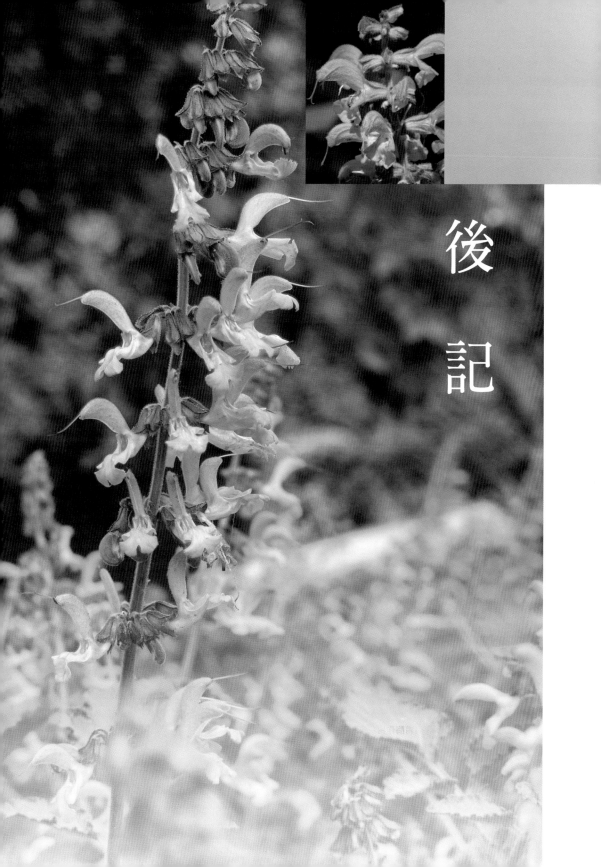

後

記

經過六年半左右的苦難磨練之後，我很榮幸地可以從別人口中「陳建築師」的稱呼，轉而聽到一句「Dr. Chen」的頭銜。隨後，更因緣際會的從國外公司跨入台灣生技公司的研發行列，並且以針對防治缺血性腦中風的中草藥為努力的目標。

在和研發合作夥伴中興大學生物科技學研究所曾志正教授及其實驗室，經過密集探討研究後，我們決定選定「丹參」作為鎖定研究的首要藥草。理由是它雖然是以心腦血管治療為主的中藥，但它對於腦血管及神經細胞也有不錯的效果；再加上它目前是全中國最重要的中草藥，也是研究範圍最廣泛，且深度最透徹的一個藥草。另外加上一些以丹參為主的複方藥劑的動物實驗及臨床報告也顯示，丹參應該具備防治缺血性腦中風的潛力。

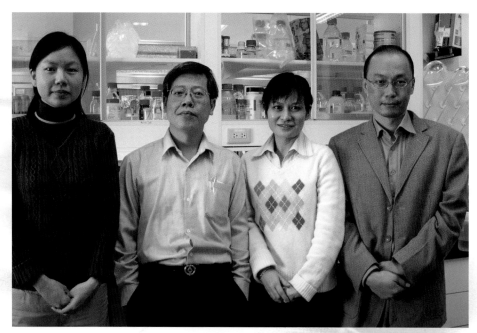

丹參MLB對鈉／鉀離子幫浦酶作用功效的專利發明團隊
左起：陳怡菁博士，曾志正教授，靳子蓉博士，及本書作者陳志明博士。

為了讓更多的專家能夠檢測這項計畫，我們於是向經濟部的SBIR（中小企業開發新技術推動計畫）提出研究計畫的推動申請。一則可以讓相關專家檢視審核來增加計畫成熟度，一旦通過，還可得到研發經費的補助，可謂一石二鳥！很幸運地，我們成為第一個受到政府支持，以研究丹參成分對缺血性腦中風預防之保健食品開發計畫的私人公司。

　　當我們進行並展開實驗研究的過程中，研究小組發現丹參的水萃物，似乎能對鈉／鉀離子幫浦酶發生抑制作用。於是再經過純化後，將最有可能的幾種化合物再次測試確認，結果只有這個主要化合物MLB具有這種抑制功效。隨後我們再使用以抑制這個幫浦酶出名的強心劑來做比對測試，結果確認了MLB也像固醇類的強心劑一樣，可以隨著濃度的加大而增強抑制效果，而且在腦神經細胞以及心肌細胞都具有類似的抑制效果。

　　這說明了，原來丹參的主要化合物MLB的作用機制與強心劑相同，但不同的是，這類化合物是極易分解的抗氧化劑，另一類則為非常不易分解的類固醇強心配醣體。

　　這樣的結果無疑對我們的研發方向開啟了一扇光明之門，因為固醇類的強心劑與鈉／鉀離子幫浦酶相互作用方式以及功能機制，已經在過去幾十年的研究中相當完整的闡明清楚！

　　這代表著我們可以將這個在西方國家徹底研究的抑制效果，與我們亞洲世界中研究最多、但卻不知道真正作用機制的這項中草藥連結起來，進而使得很多以前所推測如謎樣般的問題能夠隨之解開。譬如為何丹參能夠促進血液循環系統？為何能夠產生抗凝血功效？為何能夠抑制血小板凝集？為何能夠防止動脈粥狀硬化發生？為何能治療及預防心肌梗塞？等等問題因此迎刃而解！

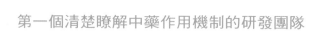

第一個清楚瞭解中藥作用機制的研發團隊

更重要的是，當我們以丹參中最主要的化合物MLB，對缺血性腦中風模型來測試研究時，更發現它有著明顯保護腦神經細胞的功效！這個結果和幾乎同時期（2006年）國外最重要科學期刊之一（*PNAS*），所發表的研究有關固醇類強心劑運用在腦神經細胞的保護功效不謀而合，也再度證明我們的研究成果是正確的。而且在瞭解作用機制後，我們更成功地開發出丹參應用在治療腦中風及保護腦神經細胞的藥物及保健品。

這樣的研發模式，讓我們成為第一個能夠清楚瞭解中藥真正作用機制的研發團隊，同時也使得所謂的現代科學中藥能夠進入國際社會。畢竟真正的生物醫藥科學，應該是讓我們瞭解來龍去脈後，才能解釋所發生的功效，而不是僅僅知道結果而已！

首先要承認，中藥無疑是人類文明社會裡最重要的寶貴資源之一；畢竟幾千年來先人們從嘗試錯誤的經驗累積中，發掘出無數的藥草來幫助人們解脫病痛，更難能可貴的，還加上完整而有系統的醫學典籍記載，使得這個資源成為最完整的醫藥資料庫，甚至比埃及、印度等古文明的醫藥典籍還精采完整。

除了這個寶貴的醫藥資料庫以外，先民們更是以他們的智慧發展出獨樹一格的醫療方法來應用這個資料庫。由於那時候在疾病症狀的診斷上，沒有醫療儀器來幫助，所以醫生大多以病患的表徵加上環境等因素來研判大致上的綜合病情，並給予可能的綜合形態的藥物來治療，再加上沒有現代化儀器設備，不能也不知如何將藥草中的有效物質分離出來單獨使用，便衍生出很多很多的複方藥材配方，也因此產生了所謂的「中醫理論」這套特別的醫療系統，使得四、五千年來，亞洲區域的人

們得以藉此來延續生命。

然而，隨著新的醫學科學及科技的革命性突破，新的醫療方法、製藥工藝、醫學臨床研究、診斷設備，以及最新的分子生物科技的發現，一般的疾病已不再是致命的夢魘了，藥物的研究也朝向更精準，更有效且更無害的趨勢潮流進行著。也由於醫生及病患的知識提升，讓醫療行為漸漸成為互動性的資訊諮詢及建議，而不是單向權威式的審判型診療。

因此，所有的藥物也必須讓病患、醫生及醫藥人員明白其真正的作用機制，瞭解為何產生治療功效，如何規避可能造成的副作用，再加上科學的劑量，毒理及各種臨床測試後，讓人們可以接受及使用。

這樣的趨勢，如果套用在傳統的中醫藥系統上，很難被大多數的醫生（這裡指西醫系統）及病患所接受。畢竟所謂的寒熱、氣血、陰陽、君臣、虛實等概念，不但西醫及病患不認同，就連中醫師也很難清楚地用現代科學的語言或數據來讓自己信服。因此，如果還是沿用傳統中藥的資料，以及那套神秘的中醫理論發展下去，在愈趨資訊化及科學化的未來歲月中，將會走進愈來愈低階的死胡同中。

祖傳秘方走不上國際舞台？

如果要讓世人接受中藥以及中醫系統的話，該從何處著手呢？我們先來看看以下幾部分現況發展。

資訊愈發達時，對商品的要求也愈來愈高。隨著生活品質的進步提升，以往依古方採集藥材、熬藥煎服的醫療方式也減少了。爾後取而代之的中藥成藥廠也跟著轉型，並以較科學的方法依照古代配方和製程，製造出很多號稱「科學中藥」的古老配方產品。

167

　　這些號稱「科學中藥」的中藥，基本上只是在品質及包裝上提升，讓中醫師和使用者省去熬煮的過程和容易使用而已，只能算是「現代化」或「標準化」的中藥產品。每一種藥材配方裡面的成分可能至少有十幾樣到三十幾樣以上，那麼這一份複方藥品中就可能會有一百多至六、七百種不同化合物組成。製造商僅僅可能將幾個主要成分控制其標準而已，其餘的就管不了那麼多了。

　　即使是這幾個主要成分，它們的化學組成、功效毒性也大多不明，更何況它們的作用機制？這樣的產品雖然效用可能提升一些，但長期來看終將被淘汰。很多私家珍藏的「祖傳秘方」或「宮廷配方」，並不被主管藥政的機關認定為傳統配方，因此若要有「醫療」及「商業」行為時，就得以「新藥」來申請。

　　現今有許多新型的生技公司，經過長期的配方研發並顯示具備療效時，也必須經過「新藥」的方式及流程來申請核准上市。這些「新藥」型的中藥成品大部分都要經過嚴格的功能性試驗、動物試驗、毒性試驗，以及通過各種不同階段的臨床試驗後，才有機會取得上市資格。

　　但這僅僅是通則而已！某些國家或許可以較順利的取得藥證上市，其他歐美國家恐怕在現階段還很難被認可通過。以美國為例，從1990年至2006年為止，在這16年間，總共有286件的申請案以草藥類的新藥方式向FDA申請藥證許可，結果到目前為止僅僅只有一件剛剛通過，且是用在治療皮膚抗菌方面的綠茶萃取物（外國公司），FDA安慰鼓勵的意義遠大於實質的療效意義。

　　這樣的結果代表一種深層意義，那就是西方社會中，尤其是正式的醫療系統及病患大眾仍然不接受這種「較現代化」的中草藥產品。而這種不信任出自於對這些產品中的各種不同化合物的作用機制並不清楚，

甚至絕大部分都不知道它們對細胞的受體為何？更何況當上百種化合物一齊進入體內時，會對細胞產生什麼樣的交替作用？

只是在品質上達到完美，並不能解決這些基本問題，要讓中草藥登上舞台，找出主要化合物並瞭解它們對細胞的作用機制，才是開門之始！

從中藥作用機制發掘更多寶庫

其實，從事中草藥的研究，對亞洲區域甚至對華人地區的研究人員來說，是一種絕大的優勢，這得感謝我們老祖先遺留下這麼豐富的中草藥資料庫。無論從材料的取得，功效的描述，甚至萃取方式，都已記載在這幾千年的各種典籍裡。西方的研究人員則因為語言文字障礙，無法較深入的探究挖尋這個瑰寶。然而在東方國家裡，這方面的研究就相對地多采多姿了！

有很長時間，大多數中草藥的研究著重在品系的鑑定，之後隨著儀器設備的先進及添購後，中藥裡大量的化合物都被純化並鑑定其他化學結構及特性。

近些年，由於分子生物學及基因工程技術的快速進步，人們開始對如何產生這些化合物的基因產生興趣，也有大量研究出現。另外化合物對細胞能產生什麼樣的基因表達也在近幾年間，大量的被報導出來。而中藥的化合物對活體動物模型的功能性測試，也從未間斷的被測試並說明其功效。

但是有關蛋白酶與蛋白酶之間的交互作用，以及化合物與蛋白酶，甚至和DNA之間的結合方式或作用機制，卻是鳳毛麟角。畢竟這類的研究不容易達成而且即使找出相對應的蛋白酶，大多數也不知道它的用

途。不過由於前面所談的基礎研究愈來愈堅實豐厚，加上國際間的蛋白體資料庫也日趨成熟，未來藉由結合這些分子生物學與化合物間的研究結果，將可以快速的闡明出它們在細胞內的作用方式，也因此可以讓中草藥對身體的功效及機制更趨明朗。

中醫藥存在，不是突然的發明出現，而是祖先們從嘗試及修正的經驗中慢慢從幾千年累積演化所得的結晶。而我們現在才剛剛從科技的晨曦中走出，雖然此時擁有新的設備、新的理論及新的技術工具，卻也僅僅站在歷史中的（或幾千年中）的一小點上而已。試想一下，再過50年，經由不斷的研究及發現，到那時我們將可能因為從中藥裡面的這個寶庫，發現更多更多的有效藥用化合物。任何的疾病，也將可能因此消除，而人類壽命也可能因此再延長50年以上！

如果有人問我，該如何來構築這個美麗新世界呢？抱歉！這是機密。但是我知道那構築的藍圖和材料很早就擺在工地上了，我們欠的只是「那群以參與興建艾菲爾鐵塔為傲的工人」吧！

Easy in 18

丹參的奇效
遠離心腦血管疾病的威脅

作　　　者／陳志明
攝　　　影／吳毅平（第七章）
插　　　圖／陳余潔
責 任 編 輯／吳依瑋
副 總 編 輯／王筱玲
總 經 理／陳絜吾
發 行 人／何飛鵬
法 律 顧 問／台英國際商務法律事務所　羅明通律師
出　　　版／商周出版
　　　　　　臺北市104民生東路二段141號9樓
　　　　　　電話：(02) 2500-7008　傳真：(02) 2500-7759
　　　　　　E-mail: bwp.service @ cite.com.tw
發　　　行／英屬蓋曼群島商家庭傳媒股份有限公司　城邦分公司
　　　　　　臺北市104民生東路二段141號2樓
　　　　　　讀者服務專線：0800-020-299　24小時傳真服務：(02) 2517-0999
　　　　　　讀者服務信箱E-mail: cs@cite.com.tw
　　　　　　劃撥帳號：19833503　戶名：英屬蓋曼群島商家庭傳媒股份有限公司城邦分公司
訂 購 服 務／書虫股份有限公司客服專線：(02) 2500-7718；2500-7719
　　　　　　服務時間：週一至週五上午09:30-12:00；下午13:30-17:00
　　　　　　24小時傳真專線：(02) 2500-1990；2500-1991
　　　　　　劃撥帳號：19863813　戶名：書虫股份有限公司
　　　　　　E-mail: service@readingclub.com.tw
香港發行所／城邦（香港）出版集團有限公司
　　　　　　香港灣仔駱克道193號東超商業中心1樓
　　　　　　電話：(852) 2508-6231　傳真：(852) 2578-9337　E-mail: hkcite@biznetvigator.com
馬新發行所／城邦（馬新）出版集團　Cite (M) Sdn. Bhd.
　　　　　　41, Jalan Radin Anum, Bandar Baru Sri Petaling, 57000 Kuala Lumpur, Malaysia.
　　　　　　電話：(603) 9057-8822　傳真：(603) 9057-6622　E-mail: cite@cite.com.my

平 面 設 計／雞人視覺工作室
印　　　刷／韋懋實業有限公司
經 銷 商／聯合發行股份有限公司　電話：(02) 2917-8022　傳真：(02) 2911-0053
　　　　　　地址：新北市新店區寶橋路235巷6弄6號2樓

凡本著作任何圖片、文字及其他內容，未經作者同意授權，均不得擅自重製、仿製。

2007年6月初版
2020年7月27日初版20.8刷

Printed in Taiwan

定價260元　　　　　　　　版權所有‧翻印必究
ISBN 978-986-124-871-4

城邦讀書花園
www.cite.com.tw

國家圖書館出版品預行編目（CIP）資料

丹參的奇效——遠離心腦血管疾病的威
脅／陳志明著.-- 初版.-- 臺北市：商
周出版：城邦文化發行, 2007 [民96]
　面；　公分. -- (easy in：BE1018)
ISBN 978-986-124-871-4（平裝）

1. 藥材

414.32　　　　　　　　　　96006333

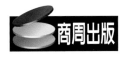

廣　告　回　函
北區郵政管理登記證
北臺字第000791號
郵資已付，免貼郵票

104　台北市民生東路二段141號2樓

- -

請沿虛線對摺，謝謝！

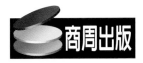

書號：BE1018　　　書名：丹參的奇效

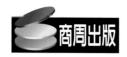 商周出版

讀者回函卡

感謝您購買我們出版的書籍！請費心填寫此回函卡，我們將不定期寄上城邦集團最新的出版訊息。

姓名：　　　　　　　　　　　　　　　　　　　　性別：□男　□女

生日：西元　　　　　　　年　　　　　　月　　　　　　日

地址：

聯絡電話：　　　　　　　　　　　　傳真：

E-mail：

學歷：□ 1. 小學 □ 2. 國中 □ 3. 高中 □ 4. 大學 □ 5. 研究所以上

職業：□ 1. 學生 □ 2. 軍公教 □ 3. 服務 □ 4. 金融 □ 5. 製造 □ 6. 資訊

　　　□ 7. 傳播 □ 8. 自由業 □ 9. 農漁牧 □ 10. 家管 □ 11. 退休

　　　□ 12. 其他

您從何種方式得知本書消息？

　　　□ 1. 書店 □ 2. 網路 □ 3. 報紙 □ 4. 雜誌 □ 5. 廣播 □ 6. 電視

　　　□ 7. 親友推薦 □ 8. 其他

您通常以何種方式購書？

　　　□ 1. 書店 □ 2. 網路 □ 3. 傳真訂購 □ 4. 郵局劃撥 □ 5. 其他

您喜歡閱讀那些類別的書籍？

　　　□ 1. 財經商業 □ 2. 自然科學 □ 3. 歷史 □ 4. 法律 □ 5. 文學

　　　□ 6. 休閒旅遊 □ 7. 小說 □ 8. 人物傳記 □ 9. 生活、勵志 □ 10. 其他

對我們的建議：

【為提供訂購、行銷、客戶管理或其他合於營業登記項目或章程所定業務之目的，城邦出版人集團（即英屬蓋曼群島商家庭傳媒（股）公司城邦分公司、城邦文化事業（股）公司），於本集團之營運期間及地區內，將以電郵、傳真、電話、簡訊、郵寄或其他公告方式利用您提供之資料（資料類別：C001、C002、C003、C011 等）。利用對象除本集團外，亦可能包括相關服務的協力機構。如您有依個資法第三條或其他需服務之處，得致電本公司客服中心電話 02-25007718 請求協助。相關資料如為非必要項目，不提供亦不影響您的權益。】
1. C001 辨識個人者：如消費者之姓名、地址、電話、電子郵件等資訊。　　2. C002 辨識財務者：如信用卡或轉帳帳戶資訊。
3. C003 政府資料中之辨識者：如身分證字號或護照號碼（外國人）。　　4. C011 個人描述：如性別、國籍、出生年月日。